土居健郎
小倉　清　著

治療者としてのあり方をめぐって

土居健郎が語る心の臨床家像

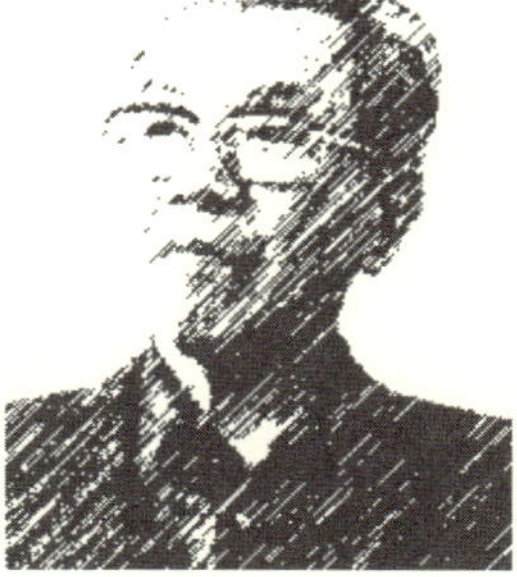

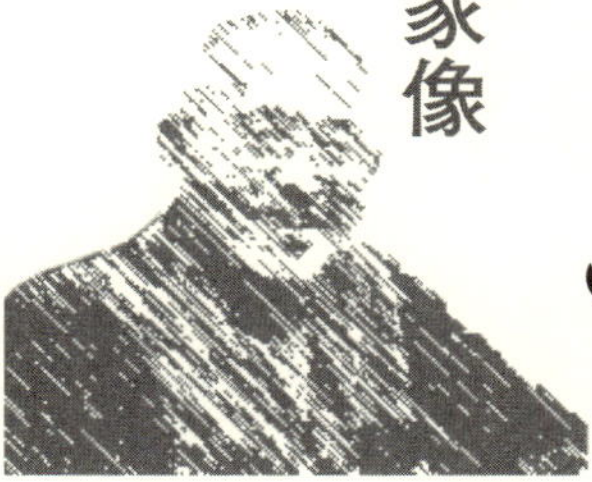

tomi shobo
遠見書房

はじめに

この本は多くの方々の協力によって出来上がった。「治療者としてのあり方をめぐって」という題で対談をした小倉清先生と私が主役を演じさせられたわけだが、我々二人は、この課題を企画者から与えられ、何の準備もなく、出たとこ勝負でこれに臨んだ。主題だけは決まっていたが、筋書きも台詞も与えられず、聴衆の前で即興劇を演じたようなものである。それでも我々自身話していて結構楽しんだし、聴衆の皆さんにも喜んでいただけたと思う。この度、この本が出ることで多くの読者にとっても参考になるとすればこれほど嬉しいことはない。

今これを書いていてふと思ったが、精神療法というものがそもそも一種の即興劇としての性格を持つものではなかろうか。相手の抱えている問題如何で、また相手の出方次第で、これを行う者はその都度筋書きを決め、適切な台詞を考え出さねばならない。そう考えると、ここに収録された我々の対談の中にも、精神療法家としての我々の姿がおのずと映し出されているのかもしれないと思われるのである。
最後にこの対談を企画した方、この本を作り出すために骨折られた方々に、心からの謝意を述べて欄筆したい。

平成七年十一月七日

土居健郎

もくじ

第二部　それぞれの経験

第一部　土居先生と小倉先生

対談　治療者としてのあり方をめぐって

精神科に入ったきっかけ

司会　それではお二人の先生をお迎えしまして、もういまさらご紹介の必要はないと思いますので、早速お話に入りたいと思います。まず、今日のタイトルの中心になっておりますのは、「治療者としてのあり方をめぐって」ということですが、皆さん、それぞれこのお仕事に就かれるときに、あるいは心理学や精神医学に興味を持たれるときに、いろいろと自分自身をお考えになったと思います。それが糸口になって、この道に進んだかということがあるかと思いますので、最初に、そのへんのお話から土居先生、小倉先生にお話を始めていただきたいと思います。よろしくお願いいたします。

小倉　お忙しいところを、大勢の方々に集まっていただいてありがとうございます。皆さん、きっといろんな期待をもって来られたかと思うんですね。私は、期待に裏切らないようにと、さっきまで緊張をしていたのですけれども、土居先生が、「いや、そう期待に応えるということを考えるとおもしろい話にならんから、二人だけで楽しもうよ」とおっしゃってくださったので、ほっと気が抜けたところです。（一同笑い）

何をお話しするかということを、あらかじめ打ち合わせをしていないんですね。ですからどんなことになりますか、私自身もちょっと心許ないんですけれども。皆さんは、日頃、患者さん、あるいはクライエントたちと接触しておられて、何とか力になりたい、お世話をしたいというお気持ちを強く持っておいでの方だろうと思うんです。そういう意味では、精神療法というと幅が狭くなりますけれども、苦しんでおられる方たちのお世話をしようという観点から、どうして、こういうふうな仕事に入ろうと考えることになっていったのか、というところからお話が始まったらどうかなと思うんですね。

私は土居先生のご本をいろいろ読ませていただきましたが、そのなかのあるご本のなかで、土居先生は最初は皮膚科に入られたと述べられております。でも、木下杢太郎先生がすぐに亡くなってしまわれたので、内科に行かれた。そして、内科に行ってみたら、内科の病気といっても、むしろ神経症の患者さんが多くいて、そして精神療法的な接触をしなくてはならないということがあって、そこから先生の興味が精神療法へ向かったという趣旨のことが書かれてあったのを私は読んだように記憶しております。内科の先生はどなたも神経症の患者さんに当然会われるわけでしょうが、そのなかでとくに先生が、精神療法的なアプローチをお考えになった、そこのところはどんなふうだったのでしょうか。

ご縁があってこの世界に

土居　小倉先生が出された問題に答えなければならないんですけど、その前にちょっと挨拶をしましょう。

この研究会の二十周年記念に講師として招待されてたいへん光栄に思います。この研究会にやはり何年か前、もう十年ぐらい近くなりますが、招待されてお話したことがあるんです。どういう題で、何を話したか、全然私は記憶にないんですけれども、あまり実のある話はできなかったのではないかと思います。今日は私一人ではなくて小倉先生と二人ですから、弥次喜多道中ではないけれども、何か少しおもしろい話し合いができるのではないかと思っています。

「治療者としてのあり方をめぐって」という題は、これはさっきわかったんですけれども、司会をしている野間先生あたりが作った題なのですね。この題は結局、治療者として、どういう生き方をしてきたかということを、まあ、われわれに問いかけているんだろうと思うんですが、これはとても難しい問題です。なぜかというと結局自分のことを言わなくてはなりませんから、それで難しい。そこで、小倉先生と相談して、さっき弥次喜多道中と言いましたけれども、二人で掛け合い漫才のように、互いのことを聞くことにしましょうということになりました。皆さんの前で、小倉先生は私をインタビューするし、私は小倉先生をインタビューするという形で話を進めていったら、多少は意味のある対談になるのではないかと考えたわけです。

初めの「なぜ、精神療法に関心を持ったか」という問題ですが、それは先ほどお話の中でご紹介くださったように、私は戦後から聖路加病院の内科に関係していたわけですけれども、神経症の患者がたいへんに多いわけですよね。その治療法については大学では全然習わなかったし、教えてくれる人もいなかったし、自分で模索するほかなかったわけです。

しかし、そっちのほうの専門家になろうという気持ちは初めは全然なかったんです。内科医としてやっていければいいんだと思っていました。では、なぜ踏み込んでしまったかということになると、いろいろな理由が考えられます。まあ、ご縁があってのことで、いまここでそれを全部お話しすることはできないんですけれども、「治療者としてのあり方をめぐって」というテーマに絞って考えると、当時、私が考えたことで、次のようなことがあります。

それは、普通の内科の患者の場合ですが、神経症の患者でない場合、治る患者と治らない患者というのはだいたい初めから決まっているのですよね。もちろん、どんな患者の場合もいくらか苦痛を和らげることはできます。それから医者が下手をすると、治るはずのものが治らなくなり、慢性化するということもあります。けれども、だいたい治る人は治るんで、治らない人は治らないんです。これは内科をやっているとわかることです。

私が内科をやった終戦直後の内科というのは、まだ抗生物質すらない時代ですから、いまの内科から見るとたいへん原始的な内科で、その後いろんな薬もたくさん出てくるし、いろいろな検査方法が出てくるし、それから、内科のなかでも消化器系とか循環器系とかいろいろ分化していって、内科が発達するんですけれども、私は根本のところはそう変わらないのではないかと思っています。治る人は治るし、それで治らなければ死ぬわけですよね。もう決まっているわけです。もちろん、すぐ死ぬとか、死ぬまでにしばらくは生きているとか、予後の問題があります。「予後」というのは医者の言葉ですが、そのような見当をつけることは医者として大事なことです。しかし、ただそれがすべてであって、「医者の力で患者が治る」というようなことはないんだというふうに当時の私は思ったんですよね。いちばん大事なのは診断である。いまでも内科では変わりがないでしょう。

ところが、神経症の患者というのは、医者の扱い方いかんでうまくもっていけそうだということに気がついたわけです。下手をすると、もちろん神経症でもうまくいかない。全然治らなくなることもありますけれども、しかし医者のやり方一つではないか。その点はほかの内科の患者との場合と違う。ほかの内科の患者の場合は、生きるか死ぬかの問題が出てくるんですけれども、神経症の患者の場合はその神経症で死ぬことはまずないわけで、生きているその人の生活、生き方に関係があるわけで、そこを指導することができるんじゃないかというふうに考えました。そしてその potentiality（可能性）に魅力を感じたわけです。

これはもう少しあとで話を発展させることもできると思いますけれども、そういうことに魅力を感じたことが、もっと優しい言葉でいえば、医者としてやりがいがあるのではないか、診断に終始しないで、医者としての能力を発揮できるのではないかと思ったことが、精神療法のほうにだんだん深入りしていって、とうとう足が抜けなくなって精神科に変わってしまった根本の理由ではないかと思います。自分では初めはそのつもりは毛頭なかったんですけれども。

小倉　そういうふうにある個人的な背景があって、精神療法的なやり方に興味を持つということになっていくんでしょうけれども、でも、やっぱり精神療法をやる人間として、要求される事柄というか、準備しておくべき事柄というか、何かあるんでしょうね。それははっきり言葉にすることが難しいのかもしれませんが。しかし、興味さえあれば誰でも良い精神療法家になれることにはならないでしょう。そのへんは何かありますかね、先生。

土居　今度は僕のほうから質問する番です。（一同笑い）

司会　まあ、仲良くおやりください。（笑い）

土居　私がなぜ精神療法に興味を持ったか、というところをお話したんだから、今度は、やはり小倉先生にもその点を話してもらわないと……。

小説から小説家への興味、そして人間の心の動きへの関心が

小倉　いや、私も、どうして精神療法家に興味を持ったかというのは自分でもよくわかりませんね。気がついたらそんなことになっていたというか、どうしてと考えたことがないもんだから、ちょっと答えようがないですけれども。

土居　では、なぜ、精神科に入ったんですか。（一同笑い）

小倉　なぜ精神科へ入ったか。私は高等学校の頃から、いや、もうちょっと話を前に戻しますと、中学を卒業するぐらいまでは、いろいろ手に負えない人間だったのですね。周りの人にとって手に負えないというだけではなくて、自分自身でも手に負えないと思っていた。それぐらい何と言えばいいのでしょうか、困った子どもだったのですね。ところが、高等学校へ入った途端に、どういうわけだかパッと変わりまして、こんな馬鹿なことをいつまでも続けていてもしょうがないという気持ちになって、それからやたらと小説を読むようになったんですね。それで、人間の心理とか、人の生い立ちとかというようなことにたいへん興味を持った。小説そのもの

にももちろん興味がありましたけれども、むしろ小説家に興味を持って、この小説家はなぜこんなものを書くことになったんだろうかというところへ目がいった。ですから一人の小説家についても、年代順にと言いますか、書かれた順に小説を読まないと気が済まないことになっていったんですね。

そして、人間の心の動きなどにずいぶん興味を持つようになっていった。医者になろうと思ったときには、すでにして「精神科しかない」と思っていたのですね。私自身が心に感じることがいろいろあったんでしょうし、私が傷つけた相手は何人もいたと思うんですが、そういう人たちのことを思ったりしたところから精神科に入ったんでしょう。そこらへんが精神療法に興味を持った理由ではないかと思うんですけれどもね。

土居　今の小倉先生のお答えの中に、精神科にというか、精神療法をやる準備として非常に大事なことが入っていますね。一口で言うと、「人間の心に興味を持つこと」ですね。私が内科をやりながら、とくに神経症患者に興味を持ったのは、やはり心に興味を持ったからと言うことができるでしょう。ですから、精神療法をおやりになる方というのは、本来みんな人間の心に強い関心、興味を持つからと言ってよくないでしょうか。

それからもう一つ先ほど私が言ったことに関係がありますけれども、何か自分にできるんじゃないか、できそうだと思うことがやはり大事なんでしょうね。ところが決してそう簡単にはできないことがすぐにわかるんですけれども、しかし、できそうだという気持ちすらないような人は精神療法はできないんじゃないかな。そのへんのところが、実はこの精神療法を学ぶうえで、いろいろ問題になってくるところだと思います。

それから小倉先生は、小説を読んだことが精神科、とくに精神療法に興味を持つようになった出発点ではないかとおっしゃいましたけれども、これはやはりとても大事なことではないかと思います。文学に全然興味を持てないという人は、精神療法をやるのをおやめになったほうがいいんじゃないかとさえ私は思います。

小説にはピンからキリまであり、いろんな文学を全部読む必要はもちろんなく、ご自分の興味のあるところでいいんだけれども、しかし文学に全然関心がない方は人間の心がよくわからないような気がします。

フロイドも言っているのですね。『日常生活の精神病理学』だったかどこかに、「自分が言いたいことはだいたい文学者が先に言っている」ということを彼は正直に書いています。彼の書いたもののなかに、シェークスピアとかゲーテなどがたびたび出てくることはご存じでしょう。ですから文学に対する興味というのは非常に僕は重要だと思う。精神科の本とか、精神分析の本を読むよりも、文学を読むことが役に立つ、少なくとも心に対する興味を喚起するという点からいえば役に立つ。もちろんこれは、皆さんが論文を書くのにはあまり役に立たない。論文のためにはいろいろ専門の本をお読みならないとダメでしょうけれども。
　小倉先生が期せずして出した答えに私は全く賛成です。

小倉　私は最初に高校生になっていきなり読んだ本が、ドストエフスキーの『カラマーゾフの兄弟』だったんです。

土居　よくわかりましたね。高校生で……。（一同笑い）

小倉　いや、それはたまたま私の姉が持っていた本で、私が買い求めたものではなかったんです。終戦後まもなくで、とても汚い紙で三冊になっていまして、一冊が五センチぐらいの厚さだったんです。真っ赤な表紙の本で、それで三冊合わせると十五センチぐらいの厚さでした。それにものすごく魅せられてしまって、一週間で読んだんですね。あのときの感激というのは今もよく覚えています。

土居　いやー驚いた、小倉先生は早熟だったと思いますね。（一同笑い）

小倉　早熟ですかね。

土居　高校のときにドストエフスキーの『カラマーゾフの兄弟』を読んで、それほど感激するというのは素質があったんですね。

小倉　ロシアの小説というのは登場人物の名前が実に煩雑なんですね。それでしょうがないので、紙に登場人物の名前を書きました。あだ名もいろいろ出てきて、誰が誰だかわからなくなってきますので、その紙を持って読んだのを思い出しますね。ドストエフスキーなんて名前も知らなかった。本の名前ももちろん知らなかった。それでひどく感激して、今度はドストエフスキーの本を全部読んだのです。

土居　すごい。

小倉　それはまるで熱病に冒されたような……。だから、あれがひょっとして、私の発病する代わりだったのかもしれない。本に出会っていなかったら、発病していたのかもしれない。本を読むことによって発病が免れたのかもしれないと思うんですね。

それからあとは乱読みたいになりました。ありとあらゆるものを読み漁って、本を持っていないと安心できないふうになったのですね。だからしょっちゅう本を抱えていて、トイレに行くにも持っていった。風呂に入っても側に置いておくようになって、あれは今から考えるとやっぱり病気だったんですね。（一同笑い）

土居　（笑い）

小倉　そういうことが、精神科に行くことを決めさせてしまったわけですから、たいへんな体験だったと思うんですね。それはそうなんですけれども、でも、どうなんでしょう。精神療法家に求められるものということにこだわるようですが、人間に興味を持つということはよくわかりました。それから文学を読むということも大切であると。その人個人の資質というか、自分の体験を内省するというような事柄が必要なんでしょうか。

土居　そういう資質というのがあるから興味を持つのではないんでしょうか。だから、文学に関心を持たない人は資質がないんだと思ってあきらめたほうがいいんじゃないかと先に申したわけです（一同笑い）。極端な言い方ですが、そう言ってもそれほど外れていないんじゃないかと思いますけどね。

小倉　それから後年精神科医になってから、いろんな専門書などをやむ得ず訓練のなかで読まされることになりました。だけれども、私はどの本を読んでも、小説を読んだほどの感激は覚えなかったのですね。それから、たいへん強く影響を受けたというようなものはなかったように思うんですね。そのせいか、あまり専門書を読まないことになってしまって、たいへん不勉強のまま今日に至っているわけです。ただ、土居先生がここにいらっしゃるから、そういうわけではないんですけれども、土居先生の書かれたものだけはちょっと私は特別のように思います。

（一同笑い）

土居　（笑い）

小倉　それは土居先生のご本は専門書として興味があるという意味ではないんですよね。何冊か先生のご本があるんですが、ごく初期に書かれた本で、やや専門的であんまり感激しないような本もあるのはあるんです。（一同笑い）

でも、今度読ませていただいた、これは本の宣伝のようになりますけれども、『日常語の精神医学』という出たばかりの本ですが、これは私はものすごく感激して、二晩で読みました。二晩といっても、午後九時頃から読み始めて最初の晩は一時半まで読んで、翌日は一時まではかからなかったと思います。これは一般書ではなく専門書の類に入ると思いますが、でも、小説を読むような感激を覚える本です。少し高くて七、〇〇〇円もするんですけどね。でも、いや、高くないと思いますよ（一同笑い）。ぜひ、読むことをお薦めします。

この本のご紹介になりますけれども、これは土居先生が過去四〇年ぐらいの間に書かれた何百かの論文の中から三〇ぐらいを選ばれて一冊にまとめたものなんですね。『日常語の精神医学』という題のとおりに、専門用語でない日常の普通の言葉を使って精神医学を語っているんですよ。そして、先生のご本はいつもそうなんですが、精神科以外の分野の人たちが書かれたものを次から次へと引用されるんですね。それは非常に幅広いところから引用されるんですけれども、それはご自分が言わんとされているところをもっと明らかにするために引用される。そのときに精神科関係のものではなくて、全然他の分野のものを引用されるんですよね。その学識の広さというか、それは驚くばかりなんです。そういうところにものすごく感激するんですね。

それから、四〇年にもわたると人はいろいろと紆余曲折があるだろうし、土居先生の場合も実際にあったんでしょうけれども、主張されていることは一貫しています。このことがすごいと思います。しかしそれは、四〇年の間何も進歩がなかったということではないんですよ（一同笑い）。一貫はしていてもそこに磨きがかかって深まっていくわけです。論の進め方というか、話の展開の筋道というか、それは小説のようなんですよ。小説は作りものですけれども、土居先生の論文は作りものでない切迫感があるんですね。読み始めると止められない。

恵まれた留学経験

司会　いかがでしょうか。心に興味を持って、何かできると感じて、そして文学にも関心を持つ人が素質のある人。しかし素質があって、さて、その次には、というとやっぱりトレーニングとかですね、勉強する場ということになりますが、お二人の先生はこの経歴を見ましても、アメリカでかなりそういうトレーニングの機会を持っていらっしゃいますが、日本にいて、私たちが勉強するということを踏まえて、先生方のご経験や、どのように育って来たかという点をお話しください。

小倉　これは先輩からどうぞ。（一同笑い）

土居　（笑い）まあ、一口ではなかなか答えにくいんですけれども、私が精神科に転向するのと、それからアメリカ留学とがほとんど同時にしているわけですね。

私は一九五〇年から精神科に変わりましたが、その年の夏にアメリカへ行くわけですから、これは非常にラッキーだったと思います。これもついでにいえば、自分でアメリカに行こうとまでは思わなかったんですね。あの当時に募集がありまして、GARIOA といったんです、フルブライトの前身で。新聞に案内が出ているのが僕の目に留まったけれども、実をいうと、その試験を受けて応募しようという気は全然起こらなかったんですね。しかし先輩の二人の先生に勧められて応募したんです。そうしたら受かって、行くことになりました。

私が自分から進んで受けようと思わなかった理由はいろいろありました。結婚して子どもがいたし、当時日本は、まだ占領軍がいた時代ですし、家族を連れていくなんていうことは全然考えられませんし、生活の問題もありますし、とても自分から進んでいこうなんて気持ちはなかったな。そして実際に僕が行ったために、留守した上の娘は病気をしたりするんで、いろいろ家族に犠牲を強いたことになるんですけれども、しかし、それでも結果的には行ったことは良かったことになるでしょう。

いまこの私事を話すのは、自分で振り返ってみますと、私が精神療法家になることについて、あそこの研究所がいいからあそこへ行こうとか、ここがいいからここへ行こうというようにして自分は今日まで来たんじゃないという感じがしきりとするからです。いろいろな、そのときのハプニングというか、日常語でいえばですね、ハプニングも日常語かもしれませんけれども、昔ふうな言い方をすればいろんな「ご縁」ですね、いろんなご縁があって今日の自分がある。もちろんメニンガーに行ったということは、私にとって大きなプラスでした。当時、アメリカであれだけ精神科に関してよく準備されたカリキュラムを持っているグラジュエットスクールはなかったでしょう。そして、トピーカというのは田舎ですから何も遊ぶものはないし、勉強する以外に何もないわけですから、いろんな意味でプラスしたと思いますよ。

ですから、何を言いたいんだろう（一同笑い）。誰もみんなそれぞれ自分の人生がおありなわけで、ご自分の人生のなかでいろいろなご縁を発見することではないでしょうか。例えば、そのご縁がたまたま横浜精神療法研究会だったら、そこで勉強なさればいいし、今日、神田橋悠治先生が来ているけれども、花クリニックへ行くご縁があったらそこへ行かれるのがいいし、そういうチャンスをつかむことではないでしょうかね。

小倉　私の場合は医学生の頃から精神科へ行こうと決めていましたから、医学生の頃から、あちこち精神病院に見学に行ったんですね。それは昭和二十年代の終わりのほうです。そしてどこの精神病院へ行っても、ひどい状態のように私には思えたんですね。そして、そういうひどい状態のなかにいて、先輩の先生方があまり問題意識を持っていないように見えたのが、私にはとてもショックだったですね。それで、自分は日本にいられないという気持ちになった。

もちろん意識された部分はそうなんですね。日本にいられないと思った理由がほかにもあったと思いますけれども、それは今日は省略するとして、日本を離れたいという気持ちが強かった。だから、ご縁も何もないのに、強引にアメリカに行ったという点もあったんです。（一同笑い）

アメリカに行ってからどうなるかという見通しもないままに行く、それほどに私はせっぱ詰まった気持ちで行ったんですね。精神科以外はやりたくないんだけれども、日本にいても精神科はちゃんと勉強できないと思っていたときに、たまたまメニンガーの本が何冊も日本語に訳された。『人間の心』とか、『人間おのれに背くもの』とか、いろいろありました。メニンガーの本も全然専門書らしくないんですね。お読みになった方はご存じでしょうが、まるで随筆のようなというか、まとまりがないというべきか、ごちゃごちゃと書いてあるんですね。だけれども、真実味があるというか、たいへん私は心を打たれた。昔、ドストエフスキーの本を読んだほどの感激ではありませんでしたけれども、しかし、非常に感じるところがあって、ぜひ、メニンガーというところへ行きたいと思ったわけですね。

その当時、メニンガーというところはなかなかそう簡単に外国からの訓練生を採用するということはしなかった。土居先生が留学なさった先例があったわけですが、その当時は私はそれを知らなかった。メニンガーに行く前にいろいろな事柄があったんですけれども、結局はメニンガーに行くことができて、そして、そこから後はもうご縁ですね。次から次へと本当にいい先生に巡り会うことができて、本当にラッキーであったと思います。後から考えると、メニンガーにだっていささか奇妙な人たちもいましたよ。だから、そういう人とペアにならなくて良かったなと思うんですけれども、それもご縁のうちでしょうか。

私はアメリカへ行ってから、メニンガーへ行く前に土居先生に初めてお会いしているんですね。これこそご縁だったと思いますけれども、土居先生が一九六一年から六三年にアメリカの国立精神衛生研究所の研究員として行っておられたときに、私は先生をお訪ねしたんですね。そして、そこのカフェテリアで先生にお昼をごちそうになった。カフェテリアですからお粗末な食事でしたけれども、でも、先生がお金を払ってくださった（一同笑い）。そのときにウイリアム・コーディールという人にもお会いしました。そのときは土居先生は、私にそう大した印象を持たれなかったらしいんですよ(笑い)。これは後で伺った話ですけれどもね。私はただ恐れおののいていた。それが良くなかったのかもしれませんが、先生にあまりいい印象を与えなかったらしいですね。その後何回かお会いすることがあって、それ以来ずうっとたいへん親しくしていただいているわけなんですけれども。

トレーニングについて

司会　それでは土居先生のお言葉をお借りすれば、資質があってご縁があれば、いい精神科医になるということになりますが。私は純日本醸成でありまして、たいへんご縁があってラッキーだと自分では思っていますが、いまのようなお話を伺いますと、やっぱりアメリカは非常に良い教育システムがあっていいなあと思います。そうすると皆さんがアメリカへアメリカへと出かけて行って、なかなか日本に帰って来にくくなるということもありますし、今日は会場に学生さんもいらしていますので、そんなご縁がなくても、あくせく一生懸命にご縁を探さなくても、若い人たちがきちんとトレーニングできる教育システムや場所ができる必要があるのではないかと思いますが、そのへんのことをベテランの先生方としては、本音でどうお考えでしょうか。

それともう一つですね、トレーニングで、自分自身がわかること、自分自身をみつめるということをよくいわれます。そういう意味で、教育分析とか、それから自分自身が治療を受けるということも本にはよく書いてありますけれども、私たちは日本にいてそういうチャンスがなかなかない。そのへんのことも合わせてお話しいただければと思います。

土居　あのね、野間先生が狙っているところになるべく引っかからないように（一同笑い）、気をつけながら話しているんですけれども、第一に、教育システムがあるからいいとは決まらないんですよ。

例えば今の形容のなかにも「きちん」という言葉が出てきましたけれども、きちんとしたトレーニングを受ければ、きちんとした治療者ができるとは限らないんだな（一同笑い）。精神療法のトレーニングでは、とくにその点が強いんです。英語で institutionalize というのですが、「制度化する」とたいてい中身が乏しくなってくる。これは非常に不思議なんですね。それは何も僕が言っているのではなくて、向こうの人でも気がついている人はみんなそのように言っているわけです。

ですから、ともかく、また繰り返しますけれども、やはりハプニングが大事なんで、何でもつかめるものをおつかみになったらいいと思います（一同笑い）。それから、無責任なことを言ってごめんさいね。いま言ったことを、最初に私が言ったことと関係づけますと、ともかく皆さんは興味があって精神療法家を志すわけです。そして何かやってみたいわけだ。少しは文学にも興味があるし、人間の心に興味がある。ところが、トレーニングを受ければ、そこで自分の資質が開花して、そして、もっともっと能力が増してくると思ったら、そうはいかないんですよ。

そこが非常に精神療法のトレーニングの難しいところであって――精神分析の用語を使って

話しますが、この場合は使わざるを得ないから使いますけれども、僕も使うときは使うんです（笑い）――「omnipotence」（全能感）という言葉をよく精神分析で使いますよね。人間にはオムニポテンスに対するあこがれがいつもあるわけです。そして気の毒な患者を助けてやろう、治してやろうと思うときは、こちらのオムニポテンスが出て来ちゃうわけです。さっき私が精神療法を志すようになったのは、神経症の患者は医者のやり方一つでどうにかなりそうだからと申したでしょう。それは内心のオムニポテンスを刺激された証拠です。そこで、トレーニングを受ける場合に、メニンガーに行ったら、あるいは横浜の研究会に行ったら、どこそこへ行ったら、自分がちゃんとトレーニングを受けて、この potentiality が十分に発揮されると思ったら、そうはいかない、と僕は思います。それは横浜の研究会に行っても、神田橋さんの研究会に行っても、どこに行っても同じだと思う。

結局、決まった、これでいいというトレーニングはないのです。そういうことを約束するトレーニングがあって、どこそこのセミナーに出たら単位をどれだけくれて、そして何時間こなしたら、それで一人前だというやり方では、それこそ一人前の精神療法家はできないだろうと私は思います。オムニポテンスというか、できそうだという気持ちと、できるに違いないという気持ちと、いや、自分は全然ダメだったと、歯が立たないというダイナミックスをたびたび経験して、それが自分の中で消化されるようにならないと一人前でないんだな。

だから、精神療法家で一人前というのは「きちんとする」ことではないんじゃないかと思うんです。きちんとすることではなくて、少しルーズになる、頭も心も柔軟になることではないかと私は思うんですけれどもね。

小倉 あれやこれやと迷って、それでつらい思いをしているときには、何らかの助けが必要になるでしょうね。それこそさっきのご縁で、指導してくれる人というか、助言を与えてくれる人、同僚でもいいのかもしれませんが、そういうチャンスを待つような努力といえばいいのでしょうか、自分の心を開くといえばいいのかしら、そういうことが必要なんじゃないですか。

土居 それはそうでしょう。だから、たいてい自分の見渡したところのどこかに、つかまるところがあるんじゃないかな。私はあまり自分の細かいことを申し上げなかったし、申し上げたくもなかったけれども、やはりなんというか、師匠というか、パトロンというか、あるいは先輩でもいいんだ。例えばさっき言ったように、「おまえ、この試験を受けろ。おまえ、アメリカへ行って来い」と言ってくれた人がいたということが、僕の人生を決めているわけ。だから、あそこへ行ったらあの先生は、もしかすると自分に何かあるものを与えてくれる、そういう人を見つけるということが大事じゃないですかね。

小倉 その反対でまた、あそこへ行ってはダメだ、行ってもダメだ（一同笑い）。そういうことも必要かなと思うんです。というのは、私はメニンガーに行ってたいへんラッキーだった。次から次へといい先生に巡り会ったということを申し上げましたけれども、例外があったんですね。メニンガーの子ども病院の院長をしている先生が、私の個人精神療法のスーパーバイザーの一人だったんです。ところがその先生は院長としてたいへん忙しかったんだと思いますけれども、私のスーパービジョンに全然身が入っていないんですよね、私はそのように思ったんですね。それで、そのように私は言ったんです。「ちょっと失礼だけれども、先生はスーパーバイザーとして、私の目から見てどうも的確であると思えない。私は先生のスーパービジョンを受けていて、とてもこれでは満足できない」と言ったんですね。「ああ、そうか。では、どうすればいいんだ」と言うから、「だからもっといい先生と変わりたい」と言ったんですね。（一同笑い）

そうしたら、「わかった、それでは誰々先生のところへ行きなさい」。そして、私は別の先生に替わって、その別の先生が、本当にすばらしい先生だったのですね。だから、そこで、院長先生が私に怒って、「おまえはけしからん」と言ったらそこでおしまいだったかもしれないですね。そういうふうにちょっと食いついていくということが必要かもしれませんね。生意気な態度で、どうも失礼をしたわけなんですけれども、そんな面もあるかと思うんですね。

精神療法の勉強には先生と喧嘩するぐらいの気迫が必要？

土居　精神療法の勉強をなさる方は、自分の先生と喧嘩するぐらいのつもりがないとダメなんじゃないかな。

小倉　そういう気迫も必要なのかもしれない。

土居　つけ加えて言いますけれども、私はどんなことを言ったか、もうもちろん覚えていないんですけれども、その頃はまだ、たいへん未熟なスーパーバイザーだったから、きっと乱暴なことを言ったんだろうと思いますよね。だから、私のことは全然ほめるに値しないんだけれども、そういう気持ちがなければやはり伸びないんじゃないかな。

小倉　それからシステムのことについて、もう少しお話をしますと、たしかに土居先生がおっしゃられたように「システムがきちんとしていさえすれば問題ないということはない」ということです。

それは私もイェール大学にいたことがあるんですが、イェール大学というのはアメリカで自他ともに認める一番いい大学ということになっているでしょう。だけれども、私は全然気に入らなかったですね。訓練の組織としては本当に良くできていて、世界的に有名な先生がズラッと並んでいて、それはある意味では非常に整って立派なところでしたけれども、私は全然気に入らなかった。

「患者さんを人として見ていない」と私は思ったのね。病気を診ているという点が強調されすぎていて、患者さんを見ていないという気がしたのです。イェール大学はニューヘイブンという町にあるわけなんですけれども、病院の名前が「グレイス・ニューヘイブン・コミュニティ・ホスピタル」という長い名前なんですね。コミュニティ・ホスピタルというのは、私の感覚では、地域のどんな患者さんも対象にするという感じがするわけです。ところがイェール大学というところは、そういう地域の人などを相手にしないという感じで、世界中の患者さんを相手にする、外国からの患者さんもとる、アメリカ中から患者さんを診るといって威張っているわけですよ。

それで、私はそこで怒っちゃって、ケースワーカーの一番上の人に、これは女性の方でたいへん偉い恐い人でしたけれども、地域のニーズに見合ったような仕事をしていないではないか、患者さんを本当に一生懸命に診ようとしていないではないか、と言って噛みついて、そんなんだったら「コミュニティ」という名前を外して欲しい、というそんなバカなことを言ってね。

土居 （笑い）

小倉 グレイス・ニューヘイブン・ホスピタルでいいじゃないか、なんでコミュニティなんて入っているんだ、入っている以上はそれなりのことをせよ、と言って、ケースワーカーの先生に言ったってしょうがないことなんですけどね(一同笑い)。八つ当たりしていたわけです。そんなわけで、イェールには一年いる予定だったのが一年もいないで、自分でいやだと言ってやめちゃったのです。そのあとにメニンガーに行くことができたんで、たいへん良かったですけれども、そんなこともありました。

土居　いまのお話でもよくわかりますよね。小倉先生は、われわれにとって一つの模範と考えていいと思うけれども、怒りっぽくないとダメらしいですな（一同笑い）。ともかくこの仕事に入る人は、何か気に入る、何か気に入らないということを自分でちゃんと自覚できないとダメですね。それで、ある場合には先輩でも喧嘩をするというぐらいでないと、小倉先生のようにはなれないんじゃないかな。

小倉　でも、先生ご自身はいかがだったんですか。（笑い）

土居　まあ、私もいろいろ、脛に傷があるけれども……。（笑い）

精神療法家の生い立ち

司会　そういう意味では、自分の感情に正直であるとか、自分を守るとか、そういうことが治療にもずいぶん反映されてくるんじゃないかと思うんですが、その人の育ち方というのでしょうか、生い立ちのなかでのいろんな問題というのも関係が深いでしょうか。

土居　関係が深いでしょうか、と聞くだけ野暮のような……気がするけれども、もちろんそれは、何も私じゃなくて皆さんだって、野間先生だって、誰でもこれまでの過去がなければ現在がないわけで、非常に生い立ちは関係すると思いますね。

しかし、こういう生い立ちがいいというふうな、そんなのはないですよね（一同笑い）。小倉先生の生い立ちと僕の生い立ちはずいぶん違うだろうと思うんですね。たまたま父親が歯医者というところが似ているんですね。だからどこか似ていたかもしれないけれども、この生い立ちの問題は難しいな。

小倉　河合隼雄先生からも伺ったことがあるんですけれども、河合隼雄先生も子どもの頃はずいぶん思いっきりいろんなことをなさったようで、私も相当多くの迷惑をかけた。だから、いま、こんな仕事をしているのも、むかしいろいろご迷惑をおかけした人への（一同笑い）罪滅ぼしのような気持ちで、どうしてあんなにいろいろ悪いことをしたのかなと思うんですね。でも、それはもちろん幼い頃の話で、幼い頃の悪いことは許されるのかな（一同笑い）。でも、幼いなりに必死になって生きていたという気持ちは十分にありますね。必死に生きるといって人に迷惑をかけるのでは困ったものですけれども、いろいろあるんじゃないでしょうかね。

それから、私は、土居先生が常日頃おっしゃられることで、精神療法の目的というのか目指すところは、結局のところドイツ語で「ゼルプストクリティーク」、日本語では何というのでしょうか。自己内省というのでしょうか。自己批判というとちょっと学園闘争を思い出してしまいますけれども、そのような、ある意味ではとことん自分を突き詰めていくということが必要なのではないんでしょうか。

土居 精神療法の目的がそうだとは言えないでしょうけれども、精神療法家であるためには、やはり自分が見えるということが必要ではないんでしょうか。しかし、なかなか自分というのが見えませんけれど。

小倉 そういうところで「教育分析」とかという話が出てくるんじゃないでしょうか。

土居 そういうことになりますね。

小倉 でも、カール・メニンガー（Karl A. Menninger）という人はたいへん偉いということになっていますけれども、たしかに偉かった人だと思いますが、個人的にはずいぶんたいへんな人だったですよね。

土居 そう。

小倉 みんな一生懸命にカンファレンスや勉強会などをやっていると、そこへ入り込んできて、めちゃめちゃに壊して出ていっちゃうという非常に破壊的な人で、とてもみんな困ったんですね。

でも、カール・メニンガーという人は教育分析を二回受けているというのです。私があるときに、カール・メニンガーという人はどうして二回も受けたんだろう、と言ったら、ある先生が、どうして三回目がないんだろう、という考えもあるという……（一同笑い）。そんな話もありましたね。だから、ゼルプストクリティークということ、自己を知るということはなかなかたいへんなことのようです。

土居　いや、いまのいい例ですよね。いくらトレーニングを受けてもダメな人はダメだという……一つのいい例ですよね。

小倉　あとは何でしょうね。

自分をみつめる苦しさ

司会　その治療をしながら自分をみつめる。そしてまた正直であるためには、自分自身を知るということでは苦しい点もあると思うんです。そういう意味で「教育分析」という言葉にしてしまうのも問題かもしれませんが、日常の臨床のなかで、あるいは仲間同士のなかで、そういう点はどんなふうにカバーして、先生方はここまで来られたのか、あるいは先生方の周りでいまトレーニングしていらっしゃる方たちはどんなふうに解決していらっしゃるんでしょうか。

小倉　横浜の精神療法研究会もある意味ではそれを目指しているわけですね。土居先生に比べれば、私なんてずいぶん優しいほうではないかと思うんですが、それでも、ときどきは私たちの研究会でもなかなか嫌な思いをなさる先生方もいらっしゃるんじゃないかと思うんですね。つまり、私が嫌なことを言う場合もあろうかと思うんですけれども、でも、そうすると、野間先生のような方がいて、あとで慰めてくれたりして、そういう組み合わせが必要じゃないんでしょうか。非常に厳しく言われる人も必要でしょうけれども、支えてくれる人も両方必要じゃないんでしょうかね。そういうふうな状況があればたいへんいいんではないかと思います。

いま出ました「正直であること」ということについて、私は土居先生という方は、正直であるということが、そのまま相手に受け取られるたいへん珍しい方だと思います。普通私たちは、正直にものを言うとたいてい誤解されるんですよね。何か裏があるのではないか、何か腹があってあのようなこと言っているんではないかと勘ぐられることが多いと思うんですね。本当に正直に言っているのに、どうして信じてもらえないんだろうと思うようなことがしばしば起こるんですけれども、土居先生の場合は、これは非常に珍しいケースではないかと私はいつも思うんですが、ズバッと正直なことを言われて、それがそのまま通るのですね。これは人徳というのでしょうか。もちろん一発喰らわしてやるというふうに思う場合もあるんでしょうけれどもね。しかし、それはやっぱり本当のことを言われているから、グウの音も出ないということでしょう。

それから、本当はこれを言いたいんだけれども、こういうことを言うと相手が気を悪くされるのではないか、傷つくのではないかと思って、それで言わないでおくということはよくあると思います。しかし、土居先生にはそれがほとんどないかのようです。相当きついことを言われて、グッと来て、それでも言われたほうもすっきりするというか、まったくそのとおりだというか、納得して恨みが残らないんです。そういう不思議なところがあるんですね。それは、土居先生はご自分でおわかりですよね。（一同笑い）

土居 （笑い）多分、小倉先生はほめてくれたんだろうと思うんだけれども、自分ではあまり実感がありません。まあ、「そうですか」という以外にちょっと言いようがないですね。

小倉 そこに、もちろんテクニックや思いなんかがあるわけがないんであって、何か到達しうる一つの形ということしか言えないような気がするわけです。「甘えの理論」なんかにしても、いろんな人々から相当手ひどいことも言われたりしましたよね。それはやっぱり、正直であるということとどこかで関係があるように私には思えるんですね。

司会 それは別な面から言うと、相手を信じているということになりますでしょうか。

土居 ううん、そうですね。何を信じているのかな、ううん。あのね、いまの質問にはなかなかいい答えが出せないんで、ちょっと戻っていいですか。さっきカール・メニンガーの話をしたときに、頭に浮かんで、言おうと思って忘れていたことを思い出したのですけれども、これは先に話題にした「オムニポテンス」にやはり関係があるんですよね。精神医学、ことに精神療法、精神分析のほうで偉くなると、ますますオムニポテンスが増長するんですね。で、カール・メニンガーという人はたいへんな才能のある人だったと思いますけれども、私は一対一で接したことはない。でも、必ず毎週彼のコロキュアムを聞いたし、カンファランスなどにも出ていましたが、彼はたしかにひらめきがある方なんだけれども、しかし、この人にはやはり付いていけないと僕は思った。彼にはどこかにオムニポテンスがあるんです。

話はちょっと飛ぶけれども、ラカンというのは日本でずいぶんもてはやされていましたよね。あのラカンなんていう人も相当にオムニポテンスの強い人だな。うん。ですから私が考えるに、この道に入って一番危険なのは、「自分が神様」と言っては変だけれども、偉くなることだよね。それに対してたえず警戒していないといけない。周りで持ち上げてくれるし、小倉先生もさっきから僕のことを持ち上げてくれるし（笑い）、なんだか自分が偉くなってしまうというのが危険ですよね。これは、たえず闘わなくっちゃいけない誘惑ではないでしょうか。

そのことと関連してもう一つ思い出しました。これはちょっと僕の今度の本に書いたんですけれども、私が精神療法に興味があって、それで、アメリカに行く前に精神科に変わって東大に研究生で戻ったわけですね。そして、アメリカで2年メニンガーにいて、東大の教室にまた戻ったんですけれども、そのときに内村先生が森田療法の鈴木先生に紹介してくれました。そのときに先生が僕に言ったことで非常に忘れられない言葉があるんですよね。それは、「きみ、教祖になるなよ」とおっしゃった言葉です。これは非常に僕の心を強く打ちました。これは内村先生と父親の関係も暗示している言葉です。僕は、「きみ、教祖になるなよ」という先生の言葉をときどき思い出します。教祖になるということは、まさにオムニポテンスになることですからね。

小倉 内村祐介先生といっても、あまりご存じない方もいらっしゃいますね。

土居 ああ、そうかもしれない。長いこと東大の教授だった方です。

小倉 三十何歳かで北大の教授になられたんでしたね。長い間東大の精神科の教授をなさった。そしてお父さんが内村鑑三というわけで。内村鑑三は、でもどうなんでしょう、ある意味では教祖だったんでしょうか。

土居 いや、最後のところで踏みとどまったでしょう。けれど、周りでは彼を教祖に押し立てたところがあるね。

それから、さっき小倉先生が言われたことに関係して、もし、私が本当に正直であるならば、いつだってそうかどうかは自分では保証の限りではありませんけれども、それはやはりたえずオムニポテンスと闘おうとしているからそれができるんでしょうね。その闘いがないと正直にならないんじゃないのかな。いま話を聞いて、そういう感じがします。だから、どうぞ皆さんも正直だなんていうふうに思わないでください。(一同笑い)

小倉　続いて土居先生を持ち上げるような話になって、これはあまり良くないことかもしれませんが、土居先生が何かものを書かれる場合に、短いものももちろんありますし、厚い本もあるわけです。しかし、どんなに短い文章であっても、土居先生は全力投球で書かれる。これは私はすごいことだと思うんです。厚い大きな本を書こうとすれば、それは一生懸命考えていろんなことをして当然だと思うんですけれども、葉書ぐらいの短い文章を書かれるときでも、それと同じぐらいに気持ちを集中して書かれるところがすごい。そういうところを先生はご自分でおわかりでしょうね、そうでもないですか。

土居　それは無意識ではないですよ。意識はしている。

小倉　そういうところも正直であるということとどこか通じているように思って、私はいつも感心して、少しは真似しなくっちゃと思ったりするわけですけれども、なかなかそこまでいきません。

司会　いまのお言葉はたいへん感銘を受けました。「教祖になるな」ということは教祖に付くなということにもなるんでしょうか(一同笑い)。前半の時間が迫ってまいりました。最後に一言ずつ締めくくりとしてお言葉をいただきまして、休憩に入りたいと思います。

土居　わりあいに弥次喜多道中がおもしろくいっているんで、私は満足していますけれども。

小倉　そうですね。私も思ったよりも言いたいことを言って(一同笑い)。ちょっとずいぶん失礼なことも言ったりしたかと思うんですけれども、後半は質問を中心に。

司会　では、拍手で一応終わりたいと思います。(一同拍手)

「治療者としてのあり方をめぐって」対談のあとで

司会　お待たせしました。それでは討論に入りたいと思います。いよいよ皆さんの番です。いままではお聞きいただくだけでしたけれども、会場の皆さん全員のご参加でぜひ実り豊かなお話し合いにしたいと思います。どんな立場の方も、いろいろご自分のご意見ですとか、感想、あるいは質問をどうぞなさってください。

その前に、いま休みのときに、先ほど土居先生のお話にありました「オムニポテンス」について、ちょっと詳しく説明していただきたいという方がいらっしゃいましたので、土居先生に、そのことを日本語で何ていうふうに……。

土居　日本語で「全能感」と訳しているんじゃないですか。それ以上ちょっと説明のしようがないんだけど。全能感を全然待ったことがない、経験がないということならば、これは仕方がないんだけれども、何でもできるような気持ちになることがたまにはあるんじゃないですか。それからもちろん、ある場合には、全然何もできないと思うしね、インポテンスになりますよね。

そしてこれは、僕は青年期のことをよく知りませんけれども、小倉先生のほうがご専門ですけれども、青年期に社会へ出ていく、何をやるか、何でもできそうな気がする、しかし、やってみるとなかなかできない、そういう悩みを経験しながら社会人になっていくわけですよね。

精神療法家になるためには、そういうアドレッセンスのクライシス（青年の危機）に似たようなものをもういっぺん経験するんじゃないかな。そこをもういいっぺんおさらいしないといろんなことがわかってこない。患者も見えてこないし、自分も見えてこないということがあるんだと思いますけれども。それぐらいのことしかいまは考えが浮かびませんが……。

司会　ありがとうございます。

小倉　オムニポテンスは、赤ちゃんがそういうふうに思う時期があるというわけです。本当は赤ちゃんは全然力がないわけでしょう。それで周りのお情けにすがって生きているのですが、そういうときに強い不安が生ずる。赤ちゃんがこうしてもらいたいと思っても、そうはしてもらえない。そういう非常に深い根源的な不安から自分を守るために、自分が何でもできるんだという感じを持とうとする。それは赤ちゃんのときの心の働きなんですね。それを指してオムニポテンスという。それが、赤ちゃんのときだけにとどまらないで、精神病の状態のときなんかでもなったりするというわけですが、渡辺久子先生、いないですかね。少し学問的な話になりましたが、そこを説明していただけるようでしたら……。

渡辺　そんな。

司会　では、渡辺久子先生、よろしくどうぞ。

司会　できましたら、ご発言の前に所属とお名前をよろしくお願いいたします。

言語喪失による言葉への不信

渡辺　これはやらせ第一弾だと思います（笑い）。でも、さっさと発言してしまえば、あとゆっくり聞いていられるからやりますけれども、やらせてもらって……。（笑い）

オムニポテンスのことに関連して、ちょっと私がお二人の話を聞いていて、すごく、「えっ？」と思って、ちょっと違う観点から発言したいと思ったのは、今日のお話の展開の最初のところで、文学が好きだとか、本を読んだというところに出発点があったということを伺ったんですね。

私はもちろんそうだと思うんですけどね、それはよく理解できるんですけれども、すごいギャップを感じました。何がギャップかというと、私自身は言葉を失うところからすごく苦しんだんですね。どんなふうに言葉を失ったかというと、十歳ぐらいでイギリスにポンと行って、日本語が通じない世界で本当にハンディキャップとして生きて、そして、やっと英語ができると思ったら日本に帰ってきて、日本に帰ってきたら、自分の日本語が通じないんですよね。

ですから、私は言葉というものにすごく不信感があるんですね。だから、言葉を操るということに対してものすごく嫌悪感があって、そういう意味で心理療法のトレーニングのなかに、一番最初に文学があまり出てくると、私は「ノー」と言いたいんですね。私はそうじゃなくて、そのプロセスだと思うんですね。本を読みながら、やっぱり自分の奥に表現できないで動いているものとのつながりを何とかしようとしているというところのあがきというのか、自分という、自分のコミュニケーションを断たれている状態がよくわかっているから、苦しいからやっぱり本を読むんじゃないかと思うんですね。

だから、何か言葉に関してタレントがある人たちが、文学が好きでというふうに、もし若い人たちが捉えられたら、私はそれはちょっと違うんじゃないかなという気がしています。

それで、私はやっぱりまともなトレーニングを受ける機会がなくて、それこそ生活のなかで子育てしたり、小児科へ行ったり、神経内科をやったり、老人リハビリテーション病院に行ったりしながら、ともかく生活しながら来て、そして、外国嫌いの夫を十六年間かかって説得して、やっとイギリスのタビストックに行ったら、すごい institutionalization なんです。本当に嫌らしい。もう嫌らしいと言ったらないというか（笑い）。それで私は良かったんです。私はイギリスのタビストックに行ってみて、何だ、人間の心というのはどこでも育つと、タビストックに行って、そしてタビストックというレッテルが貼られた途端にみんな腐って、スノビニズムというのですか、ああいうものは嫌だなと思ったんですね。

ですから今日のお話のなかで、十分に土居先生がおっしゃっていることと通じるのは、言葉とか、文学とか、何かトレーニングなどの危険はすでにおっしゃっていると思うんですけれども、私がもう少し伺いたいのは、先生方がやはり心の領域の問題に突入していった背景にある、もう少しドロドロしたものをもうちょっと率直に（笑い）、私はかなり自分で率直に言いましたから、先生方ももうちょっと率直に、つまり、みんなやっぱり止むに止まれぬ勢いでこの分野に行くんだと思うんですね。私はつくづく自分は何をやっているんだと思いますね。

本当に毎回、例えば新しい患者さんに会ったときに、全くわからない相手の世界とどうして一緒にいるんだろうと思うんですね。しかもその人というのはいろんな意味で、私にとっては例えば子どもの場合はいいんですけれども、親なんか本当に嫌らしいものと思ったりすることのあるような人なんだけれども、でも一緒にいてね、この人とひょっとして運命を五年ぐらい一緒にするとしたら、私はそのときはもう初老期に入っているはずで、でも、なんで私の命やエネルギーや時間をこの人とともに過ごすのだろうと思うと、何がいったい私の背後で動いているんだろう、やっぱり狂っているのではないかと思うんです。そこらへんのところがもう少し伺えたらと思いますけれども。

土居　いま渡辺久子さんが提起したことで、若干それに反応してみましょう（一同笑い）。もちろん渡辺さんは私の言ったことを誤解はしてはいないんだけれども、もしかすると、私が言ったことを誤解した人が他にいるかもしれないから、繰り返して言いますけれども、文学を読みさえすればいい精神療法家になる、と言ったつもりはないんですよ。ただ文学に対する関心を持たないような人は不適だろうと言ったんです。そこがもういっぺん繰り返しておきたい点ですね。

　ところで、渡辺さんは文学に関心がなかったとおっしゃる。なぜか。それは自分が小説の中のヒロインみたいだからですね。非常に苦しい体験をしていらっしゃるわけでしょう。それは立派に一つの小説にもなるような話ですよね。そういうご自分の体験があったことが、彼女のその後の発展、また現在のお仕事の上にも反映しているのだろうと思います。

　この言葉の喪失のことでは、東大の教育学部で教授をした方で村瀬孝雄という人がいて、やはり同じような経験をしたことを書いていますね。彼は子どものときオーストラリアに行っていたのかな。そして、日本に帰った途端に言葉が通じないということで、非常なクライシスを体験するわけです。だから、渡辺久子さんはご縁があって、そういう貴重な体験をなさったわけであって、すべての人がするわけにはいかないけれども、それがいまに至るまでお役に立って、本当におめでとうございます。（一同笑い）

オムニポテンス

土居　それからオムニポテンスの問題について、先ほど小倉先生が精神分析的な定義をちょっとおっしゃたのですが、そこまでは私は言うつもりはなかったから言わなかったけれども、しかし小倉先生が言ってしまったのでもう少しつけ加えますと、オムニポテンスという言葉は元来はキリスト教の言葉なんです。これは全知全能の神、omnipotet, omniscient　そういう意味であって、もともとは神学の言葉なんです。

ところで、フロイドはそれを逆さまに使ったわけです。なぜなら、フロイドの時代は十九世紀の終わり頃から神なき時代がヨーロッパで始まっていますから、神がオムニポテントなのではなくて、オムニポテントな神というのは人間が作り出した観念として人間のなかに入ってくるわけです。そしてフロイドは、赤ん坊の一番最初にオムニポテンスがあるんだとして、キリスト教の神学を逆さまにした論理が、精神分析のなかで作られていったわけですね。

けれども、もちろん人間のオムニポテンスというのは、本当は illusion です。しかし、それを求める気持ちが人間にあるということで、そういうオムニポテンスという言葉でもって人間の心理の深層を探ったというところは、さすがにフロイドだと思いますけれどもね。ちょっとそのことをつけ加えておきましょう。

それから「ドロドロしたものを率直に言え」という注文は難しいな。これは、ドロドロしているから率直に言えないわけですね（一同笑い）。渡辺さんはかなり率直におっしゃったけどね、私のはちょっとあまりドロドロしていて難しいな。（笑い）

小倉　では、私も何か言わなくちゃいけないような感じがしますが、私はさっき言ったつもりなんですけれどもね。ちょっとさわりだけ言いましたが、そうね、やっぱり「このままじゃ自分がダメになる」というような感覚があったんじゃないでしょうかね。ダメになる、もうダメになっていたんでしょうけれども。いや、ダメになるという言葉は、実は私の父親の言葉でね。私も悪いことばっかりしていて、それで、あれは小学校三年生か四年生のときだったんですけれども、夜遅く父親と母親が私のことを話していたんですね。私はまだ眠っていなかったのですが、眠ったふりをしていた。そうしたら隣の部屋で話をしていて、そのときに父親が「もうこの子はダメかもしれんね」と言ったんです。（一同笑い）

土居　（笑い）

小倉　もう、その言葉を聞いてギョッとしてね。そうか、自分はそんなにダメか、と思ってね、これは何とかしなくちゃいけないとは思ってたんだけれども、なかなかそうはいかなくて、ずうっとその後も悪い子を続けていたわけですね。

そして、それから高校になったときに急に変わった。そこのところが自分でもまだよくわからない。わかっているのかな、そこのところははっきりしない。ともかく、これじゃダメだと思ったのね。変わらなくちゃいけないと思って、そこから精神科に向かっていったというふうに自分では思っていますけれどもね。まあ、それぐらいでいいでしょう。

司会　このあとまだ時間がたくさんありますので、皆さまどうぞ。先生方のドロドロしたものがはっきりしてくるかどうか、皆さまの腕にかかっております。神田橋悠治先生が今日いらしているのですが、早くにお帰りにならなければいけないということで、先生、ぜひ、お話をお願いいたします。

内科の記録を日本語でとったのが日常語の精神医学へ

神田橋　鹿児島の神田橋です。どうも、今日は来られてうれしいです。ひとつ、土居先生に教えてもらうかオープンにしてもらおうかなと思うことがあるんですけれども。それは土居先生は内科医で、神経症の患者さんに出会われたときはもちろんトレーニングも何も受けておられなかったわけです。しかし、そのときに自己流で工夫して、何らかその人に寄与するようなことをしようとなさっただろうと思うんです。どんなことをされたのか、聞かせてもらいたいと思うんです。

なぜ、それを伺うかというと、私の勘ですが、そのときの工夫のなかに、今日までずうっと一貫している土居先生の治療者というか、人の心にかかわる者として真意が見えるかなと思って、そうすると今度出た本なんかを年代順に読むときに、そのなかに一本の芯を把握しながら読めるかなというような気がするものですから。もし、私の想像がいくらかでも当たっていましたら、お願いいたします。

土居 実際にどういうことをやったかということを再現することは、ちょっと難しいですな。やはり患者を説得しようとしたんでしょうね。当時は、私は森田療法のことも知らなかったし、もちろん精神科の本は読んでいなかったんだけれども、これはどこかに書いたかもしれないけれども、当時、聖路加の建物を全部米軍に接収されていたんですよ。それで、聖路加は都の産院を借りて、そこで小さくなって戦後始まるわけです。そこに僕は勤めたわけです。

しかし、もともと自分の病院である本館、建物が米軍に接収されていますから、われわれはその米軍の病院のライブラリーに出入りする許可があったわけです。私はわりあいに英語ができたんですよ、アメリカに行く前から。話はできなかったけれども、読むのには不自由しなかったんです。それで、そのライブラリーに行って、手当たり次第そこにあるものを読みましたよ。初めはもちろん内科のものを読んでいたんですね。しかしそのうちに、向こうの内科の雑誌に psychosomatic medicine, psychoneurosis の記事が出ていることにだんだん気付くんですね。

それから小さなライブラリーでしたけれども、何冊か精神科関係の本があって、一番私が影響を受けたのは T. A. Ross というイギリスの neurologist が書いた『Common Neurosis』（ふつうの神経症）という本です。この人の考えはかなりあとでわかるんですけれども、森田に近いんですね。ですから、そういう本を読んだことが、自分が患者に接することにおいて影響を与えていただろうということは間違いありませんね。（この本は当時発行されていた「アメリカ医学」誌に、私自身何回かに分けてかなり詳しく紹介しました。）

ともかく神経症の精神療法に関心を持ったんですね。なぜ、そんなに関心を持ったかというと、これはそれこそやはり私自身の問題があったんだと思いますね。自分の内的な問題があったと思います。「思いますね」という言い方ではいけないんで、あるんですけれども、しかし、それは当時は十分には自覚していません。ともかく神経症の患者が来るし、そういう患者を何とかしなくちゃいけないし、できるんじゃないかという気がしたんです。それは最初に申し上げたように、そこに私のオムニポテンスが働いていたと思いますけれども。それぐらいのことしかちょっと思い浮かびません。

司会　ありがとうございます。神田橋先生、ご意見なり、ご自分のことなり、何かありましたら、ぜひ。

神田橋　そのライブラリーにも行かれたけれども、毎日患者に接しておられて、そのときに説得のようなことをされたんでしょうね。

土居　そう。当時はもちろん抗生物質もないですし、今のような精神安定剤も何もないんですからね。神経症の患者に処方するのはフェノバルビタールぐらいしかないんです。それからあとはブロム剤ですよね。それは全然効果がないわけです。

神田橋　そのときが何か日常語の精神医学につながっていくように……。

土居　ああ、日常語の精神医学といえばね、内科にいるときから私は記録を英語でとるということに非常に疑問を持ったわけです。昔はドイツ語でとりましたが、聖路加はアメリカの影響があったから、皆さんは英語でとったわけです。漢字を書くよりも英語のほうが簡単に書けるわけですね。けれども患者の訴えというのはふつうの日常語で言うわけですね。それをいちいち下手な英語に直すことは変じゃないかと僕は思いましたね。ですから内科にいるときから、言葉についての関心はかなりはっきりしていて、患者の言葉をそのまま書くというふうに自分で努力した記憶がありますね。

司会　ありがとうございます。では、皆さん、いろんな立場があろうかと思いますが、人間であるという意味では、皆さんも一緒の土俵にいるわけで、ぜひ、五時までのあいだ思う存分お話し合いをしたいと思います。いかがでしょうか。ご質問なり、ご意見なり、どんどん積極的にご発言いただきたいと思います。さっぱりしてこの会場を去られますように。
どうぞ。所属とお名前をおっしゃってください。

ケアの意味は「心配する」こと

河野　神奈川県立こども医療センターで心理の仕事をしている河野と申します。私たちがお会いする患者さんというのは苦しい境遇にいることが多いと思うんです。もちろん精神療法の場面でお会いする患者さんもそうですし、あるいは病院というなかで、身体の病気を持たれて私たちがお会いする方もいらっしゃいます。そういう方たちにお会いしたときに、やはりこちらの気持ちが動かされるというか、こんなたいへんなことを、なんでこの人が経験しなければいけないんだろうかというような、単純にかわいそうにという気持ちも起こってくるわけですが、もちろん先ほどお話があったように、相手への信頼とか、相手の健康に対する私たちの自覚というものもあるわけですけれども、やはりそれを超えて、やっぱりなんでこういうことが起こらなければいけないんだろうというふうに感じることがあります。そういう気持ちに対して、土居先生、小倉先生、野間先生は、どうしたらいいかというか、そういう気持ちについて何かお考えがあったら伺いたいと思います。

司会　小倉先生からいかがでしょう。

小倉　治療者が持つ気持ちのことですね。うん、どうするかというのですか。やっぱり理解したいと思うわけでしょうね、きっと。どうしてそういうことが起こっているかということを理解したいと。すると理解するためにはどうするか。それはやっぱり患者さんの言うことを聞くということでしょうね。一生懸命に聞く。それから家族の方にもお会いする。患者さんが子どもの場合は親とお話しなければならないでしょう。

そういうなかで、だんだんだん理解が進んでいくということだと思うんだけれども。そのことについては土居先生もまたいろいろ著書がおありですよね。どこがわかっていて、どこがわからないか。わからないところがどこかということがわかっていることが大事だという。そんなことでだんだん入っていく、ということだと思うんですけれども。

土居　いま「わかること」のほうに話がなんか移りそうだけれども、河野さんの提出した問題は、そういう苦しんでいる患者、ないし家族を前にして、こちらが感じる困惑とか、そういう気持ちをどうするかということじゃないの。

河野　そうですね。

土居　そうでしょう。

河野　はい。

土居　で、どうもこうもないんですけどね（一同笑い）。そのように相手のためにこちらが悩むことがケアの意味なのでしょう。ケアするということは要するに心配することなんだ。一昔前のアメリカの内科医ピーボディが書いた『Patient Care』についてのおもしろい論文を内科時代に読んだ覚えがあるんだけれども、それを僕は異常心理学講座の「治療学の序論」という小文に引用しましたけれども、「The secret of patient care is in caring for the patient.」というのです。患者のためにいろいろケアすることの秘訣、一番大事なことは患者のためにケアすることだ、心配することだ、というんだよね。だから、ケアするということは、ある意味において相当に苦しいことだよね。その苦しさにやはり治療者は耐えなくてはいけないんじゃないのかな。それ以上はちょっと言いようがないけれども。

漱石の『ガラス戸の中』に学ぶ

土居　まだ印刷されていませんが、私は最近ちょっとした随筆を書きました。そのなかで、漱石の『ガラス戸の中』という随筆を取り上げました。漱石のところに訪ねてくる二人の女性がいるんです。その女性に対する漱石の扱い方、扱い方という言い方はちょっと語弊があるが、接し方がすばらしい。うん、本当にケアしている。そして、ケアしながら思いやっているんだけれども、絶対に思い入れはしていないんだ。そして、ケアしているけれども、自分のできないところは沈黙して耐えているわけだ。これは非常に偉いと思う。漱石は何のトレーニングも受けた人ではないけれども、ケアの立派なお手本が『ガラス戸の中』に出てきます。ぜひ、読んでごらんなさい。とってもおもしろい。一人はヒステリックなんです。もう一人は診断すればschizoid だな。けれども、その接し方たるやたいへん立派なもんです。

医者でも、福祉のほうでも、あるいは心理のほうの人たちでも、ケアするということは相当に負担なんだよね。その負担に耐えることが必要ではないんですか。

司会　ありがとうございます。

小倉　私も『ガラス戸の中』というのを、比較的最近、土居先生から伺ってもう一回読み直してみたんです。ある女性がたいへんに重い話を持って来るんですね。どうしようもない状況の中にいる女性が最初は何も言わないんだったかな。でも、漱石のちょっとした素振りから、難しい、たいへんに重い話をすっかり話してしまうのね。それに対して、何か答えなければならないことになるんだけれども、ちょっと詳しく覚えていないけれども、ただ黙って聞いているだけと

いう部分もあるし……。（編集部注：巻末に『ガラス戸の中』抜粋を収録しました）

土居 いや、女のほうは、英語でよくseductiveというけれども、何とかして漱石を引っかけて自分のほうに引っぱり込もう、巻き込もうとするわけだ。「先生、答えを出してくれ」と迫っていくわけだ。それに対して漱石は抵抗するんだよ。ケアしているけれども抵抗するんだ。絶対に引き込まれない。自分ができないことは答えない。そこのところは見事です。

小倉 答えないという面だけを取り上げれば、せっかく助けを求めてきた人を拒否することになっているんですね。だけれども、そこには漱石の深い思いがあって、少なくとも一生懸命には話を聞くわけだし、でも、あなたがそう思うなら、そうすればいいでしょうみたいなところ……。

土居 そういうのも言うね。

小倉 そういうところもあったと思うんですね。

土居 最後には、「じゃ、先生だったらどうします」と聞くわけだ。

小倉 そうか、そうか。

土居 でも、それに対しては「黙っている」しかない。

小倉 あれは、でも本当にあった話なんですか。

土居 だと思うね。

小倉 そうですか。

土居　その女性からの手紙が『書簡集』に載っていますよね。また奥さんの書いた「思い出」のなかにも、その女性についてのことが出てきます。

小倉　しかし、そんな見も知らぬ女性がいきなり漱石のところへやってきて、たいへんな話をするっていうのは何かちょっと物語風のようにも思う。

土居　そこは漱石が引っかかってしまったわけです。もちろん漱石はプロフェッショナルなカウンセラーじゃないんだし、医者じゃないんだし、そういう身の上話を聞く立場にないわけで、身の上話を聞くとわかっていたら、全然会わなかったでしょう。ただ、漱石は愛読者には会いました。それで、たまたまその彼女が比較的近くに住んでいて、訪ねてきて、そのときは留守で、彼女は手紙をあとで出すわけです。それで、漱石は、じゃ何時にいらっしゃいといって会うわけです。すると愛読者だから、漱石の小説の話をいろいろするわけですね。しかし、それだけで話が終わらなかったところがミソです。で、それが二回、三回と続いて、ある日彼女は、実は自分にはたいへんつらい過去があるけれども、それを小説に書いてくれないか、と引っかけるわけだ。引っかけるという言い方はちょっと女性に対して失礼だけれども。そう言われると漱石も聞かざるを得なくなるわけだ。もちろん、小説に書くということは約束はできないし、それから、だいたいそういう打ち明け話をお聞きして、それを小説に書いたらいろいろ迷惑が起きませんか、と漱石は聞いているわけです。

するると女性は、いや、実名さえ出さなければ迷惑は起きません、というわけです。そして、次に来たときにはその話は出ないのですが、また、その次に来たときに、いよいよ話が始まるんだけれども、そのときに、このあいだは小説に書いてくれと言ったけれども、書かないでください、話だけを聞いてくださいと、最初の依頼を引っくり返すわけです。このへんの描写はなかなか見事ですね。そういうわけで、その女性の世界に漱石は引っぱり込まれるわけです。まあ、漱石はまんまと引っかかったと言ってもよいでしょう。そして、彼女は延々と話をするわけだ。そして、書かないでくれと言いながら、女性は、もし先生がこれを小説に書くなら「結末はどうなさいますか」と引っかけてきます。それで、その問いに対する答えが、いま小倉先生が言われたように、「どうにでも書けるよ」というような意味のことを言うんだよ。しかし、それでは女性は満足しない。どっちを先生はとるんですか。そして最後には、「先生だったら、どうするんですか」と迫っていくわけですね。

これは神経症のあるタイプの患者がよく使う、使うといっては失礼なんだけれども、手です。そういうタイプの患者がいますよ。それに対する漱石の態度はたいへん見事です。決して、単にいわゆる悪い意味でのプロフェッショナルに追っ払うんじゃないし、人間的なケアの心を込めながら、ちゃんと限界を守っているところが実に感嘆すべきです。

ケアというのはたいへんなことですよね。そのために、あなたは月給をもらっているんだか

ら、そうでしょう。（一同笑い）

司会　私も、ちょっとお話したいと思います。私はこども医療センターにおりましたときに、あるときからたいへんだと受け止めていた感じがちょっと変わったんです。それは何かなといま考えていたんですけれども、あるとき、子どもが産まれてくるときに、非常に古いイメージなんですけれども、唐草の風呂敷にたくさんの荷物を背負って生まれてくるというようなのがパッと浮かんだんです。すごく。たいへんなことだな、赤ちゃんというのはすごいな、と感じたことがあるんです。

子どもたちがたいへんな問題を持って、尊敬というとちょっと違うかもしれませんけれども、それに近いような気持ちを自分の中に感じたことがあったんですね。そのときから、患者さんたちがすごくたいへんだと思う気持ちにちょっと別な余裕というのでしょうか、そんなのができた気がします。

さて、ほかの方たち、いかがでしょうか。はいどうぞ。

治療者は安定した人格でなければならない？

松井　学習院大学のマスター一年の松井と申します。治療者の安定性ということがとても大切だということをよく耳にはするんですけれども、いま自分のことで手一杯の状況で、他の人からとても不安定な状態に見える、と言われることがあるんです。自分に興味があったり、また人間に興味があったりとかして、心の中に目が向かっていくと、どうしてもやっぱりぐらぐらしてしまうというか、安定性を欠いてしまいがちになると思うんですけれども、それがとても安定性と相反するところにあるような気がして、それをどうしていいのか、ちょっといま持て余しているんですけれども、それについて何かありますでしょうか。

土居　何もない（一同笑い）。不安定のままでいいです。あの小倉先生も、ご自分の経験をおっしゃって、不安定だったとおっしゃったでしょう。私もそうですよ。だから、どうぞ不安定でいらしてください。（一同笑い）

小倉　ただね、私はこういうことを思います。いろんな面があると思いますけれども（一同笑い）、人は誰でも不安定なんですよね。安定している人っていうのは死んだ人なんですね。（一同笑い）

土居　（笑い）

小倉　患者さんは、治療者の不安定なところを突いてくることがあると思うのね。ほとんど意識的にかな、反射的にかしら、治療者の持っている弱点というのか、柔らかい点というのか、そこを突いてくるものなんです。

なぜ、そういうことをするか。それはいろいろあるかもしれませんけれども、一つにはやっぱり患者さんは治療者に絶対的であるものを求めるんだと思うんです。治療者である限りは不安定であっては困る、しっかりしてくれ、どの場合でも動じないで堂々としていて欲しい、という願望、本来は自分自身がそうありたいというものが治療者のほうに投げかけられているのかもしれませんけれどもね。それは年中起こることだと思うんですね。つまり患者のほうから、治療者がオムニポテントであることを要求してくることもあるわけです。

そういう患者さんからの挑戦に対して、治療者はだいたい耐えなくてはダメなんだけれども、なかなか耐え難く思うときも、それはあるわけですよ。そういうときは同僚なり、上の先生なりにお話をするというのがいいんじゃないですかね。お友達でもいいと思いますし、家族であってもいいのかもしれません。

ちょっといま思ったことですが少し前の話になりますけれども、横綱の大鵬が、だんだん体力が衰えてきて、そして、先代の貴ノ花に負けるんですね。そのときに引退しようかどうしようかと迷うんです。いろいろ責任を考えるとやめるわけにはいかない。しかし体力は限界だと思う。そのときに、三歳の自分の娘に相談したというのです。そうしたら三歳の娘が、「お父さん、もう引退しなさい」と言ったって……。

土居　（笑い）

小倉　それで決心がついた。その三歳の子どもがどこまでわかって答えを出したか、それはわからないでしょう。だけれども、三歳の子どもにでも、そうやって相談しようと、それぐらいの気持ちになっていたということです。だから治療者も、自分の三歳の娘に相談したいと思うぐらいにせっぱ詰まることがあると思うんですよね。そんなもんだと思います。

土居　もう一つつけ加えれば、いまのあなたのご質問の仕方で気がついたけれども、「治療者は安定した人格でなければならない」ということが、きっと教科書か何かに書いてあるんでしょう（一同笑い）。教科書や、そういう専門書を読むことも害はそういうところにあるわけよね。だから困ったときは、友達でも先輩でも先生のところにでも行くのがいいわけで、本を読んでも薬にはならない。

司会　はい。ちょっとお待ちください。いまマイクがまいります。

治療者における宗教の役割

木下　日本ルーテル神学大学の研究生をしております木下と申します。今日は所長さん、ケネス・デール先生がどうしても所用で来られませんので、私めのような若輩に、ぜひ聞いてきてくれというご指名を受けてやってまいりました。それで、テール先生だったら、きっとご質問なさるだろうと思って、頑張って質問しております。私は、土居先生がクリスチャンであられることを存じておりますが、ここでクリスチャンと精神療法家としてのご専門を結びつけることはたいへんお話しにくいとは思いますが、もし、そのへんのことを、この場で言ってくださることがありましたらお話し願いたいと思います。それから、もうちょっと言い換えれば、先生ご自身の人間観と申しますか、どのように人間をみつめていらっしゃるのか、やっぱり不完全だと思われているのか、そのへんを、この場でドロドロとお答えしていただければありがたく思います。

土居　（笑い）終わりの質問はすぐ答えができるわけで、もちろん人間は不完全なものではないんですか。それ以上の言いようがないですよね。

それから、信仰、宗教の問題、それがどういう役割を演じているかというのは、これはたしかに私の過去全体に関わってくる問題で、たいへんドロドロしているんで、一言でやはり答えにくいんだけれども、聞かれた以上は逃げるわけにはいかないな。

私はクリスチャンホームで育ったんだけれども、私の子どもの頃というのはキリスト教というのはあまり評判が良くなかった。いまでもあんまり評判良くないけれども、しかし、いまはわりあいポピュラーで、そう深刻に考えなくても別に平気です。クリスチャンであるということは珍しいことでも何でもないけれども、私が育った大正末期から昭和の初期にかけては、日本の社会ではまだ「耶蘇くさい」というので、一般社会では嫌われていたんですよ。そういう雰囲気のなかで、僕の小学校の先生は僕をたいへん買ってくれたんだけれども、キリスト教はたいへん嫌いだったし、学校のいろんな授業のときにもキリスト教関係の話が出ると、決していいことを言わなかったな。それから中学校のときの、これは当時なんと言ったのかな、いまだったら社会科に相当するんだけれども、筧克彦という当時東大に有名な神道の教授がいて、その娘婿で正木という人が先生で、授業中、すごく神がかった話をしょっちゅうするんだよね。もう、それを聞いていて嫌で嫌でたまらなくなって、質問に立って一時間先生と問答したこともあります。

ですから、私は、小倉先生のように親を困らせるようなやんちゃはしなかったけれども、精神的、思想的にはかなり若いときから悩みましたね。そして、遺産のように親から受け継いだキリスト教は何ものなんだということを究めたい気持ちが、だいたい中学生の頃から非常に強く出まして、やたらに本を読みましたね。これがある意味においては、私にとって大事な、もちろん自分で勉強するだけのことですけれども、いろんな人に議論を吹っかけたけれども、私の教養になったんではないですかね。

いったいキリスト教が何であるか、ということを突き止めようとすると、神学問題、もちろん聖書の問題、それに神学の問題だけではなくて、歴史の問題、哲学の問題、そして文学の問題に入っていくわけですね。そういう形で思想的に、精神的に青年時代を悩み通しましたね。それが私のバックボーンです。バックグラウンドです。ボーンになっているかどうかはわからないけれども。

それから、では現在はどうかというと、今日の話に関係づけて言えば、信仰は自分の中に起きてくるオムニポテンスに対する誘惑に抵抗するには役に立ちますな。うん。そうでないと、ちょっと危ない、やはり危険なときがありますね。そうであっても危険なんだから仕方がないけれども。これくらいで勘弁してください。

司会　小倉先生いかがですか。宗教との関係ということ。

小倉　宗教のことをちょっと置いておいて、いま土居先生のお話を伺っていて、また改めて私は思ったことがあります。それは夏目漱石と土居先生の似た点というか、共通点ということを、私は前々から何となく感じていて、それがうまく結晶しないいんですけれども、夏目漱石という人は、堅苦しく言えば、人生とは何か、生きるということはどういうことか、人は何のために存在するんだという、いうなれば青臭い、まるで高校生のような疑問と一生取り組んでいた人だと思うんですよね。

そして、そういうことを実際に彼はいろんなところに、随筆などに書いてあると思うんですけれども、では方法論としてはどういうことがあり得るのかというので、彼は最初は英文学を、最初からどうかわかりませんが、とにかく英文学を選んだ時期があるわけですね。そして、イギリスに行って、いろんな本をものすごい勢いで読み漁った。だけれども、結局は英語の本を読んでも人生とは何かということがよくわがらん、というようなことを彼は書いていて、結局は小説を書くしかないということになって、だから、彼の意識の中では常に、いま土居先生が言われたようなバックグラウンドというのか、何のために生きているんだということを一生懸命に問うていた。

もちろんそれは彼が生まれ育った状況、環境のうえで、幼い頃からいろんなことがあったわけですけれども、そういうこととほとんど直接関係しているんでしょうけれどもね。そういうことが常に意識の中にあったと思うんですよ。そして、彼はそれに命を懸けたわけで、そういう点で土居先生と共通しているんじゃないかと思うわけです。そういうことを土居先生がおっしゃったことは一度もないのですけれども、でも、私は土居先生の姿をそばで見ていて、常に一生懸命というか、必死の思いというか、ご自身ではそんな意識はないのかもしれませんけれども、何か究めなければならないというふうな……。

土居　obsession ですか。

小倉　土居先生は何事に対してもすごく批判的なんですね。その批判的な姿を見ていて、しかし、その批判されている対象そのものが問題になっているというよりも、もちろんそれは具体的にそうですけれども、なぜ、そんなにいろんなことに対して批判的になるのかということを考えると、やっぱり生きるということはどういうことかを究めようとしておられるんじゃないか、というふうに私は思うんですけれどもね。それは私の勝手な思いかもしれません。そういうところで、漱石の生き方と似ているところがあるような気がしてしょうがない。

それが土居先生が『漱石の心的世界』を書かれた理由の一つにもなっているのではないかと思っています。それから、土居先生はどの本も全力投球で書かれて、どの本もきっと気に入っていらっしゃるんでしょうけれども、『漱石の心的世界』は、先生もいつか比較的に気に入っている本だというふうにおっしゃったことがありました。「比較的に」というのはこの場合は相当に気に入っているのではないかと思うんですね。そんなことをいま感じて……。

宗教というのも、結局のところ、人は何のために存在するのかとか、生きることの最終的な目標は何かというようなことになるんではないかと思うんですね。神との対話ということなんでしょうが、存在することの意味というか、それを問おうとする態度ではないかというふうに思います。

司会　ありがとうございました。ほかにいかがでしょうか。何か。

小倉　土居先生は何か反論ございますか。

土居　漱石に比較されてたいへんに光栄なんだけれども、そして、そういうふうに小倉先生の目に映るならば、仕方がないことですけれども（笑い）。実は漱石はキリスト教は嫌いだった人ですね。彼はキリスト教に知的理解は持っていたけれども、しかし、かなり批判的だな。けれどもやはり、宗教の問題に取り組んでいた人と言ってよいでしょうね。『行人』にそのことがはっきり出てきますね。それから、なお、なぜ、私がそんなにいつも批判的かというのは、これは「癖」じゃないかな。（一同笑い）

司会　ほかにいかがですか、今日はお一人高校生が参加しているんですが、この機会に何かありますか。

精神科医にしかなれなかった？

吉田　上郷高校の3年生の吉田藍と申します。今日はすごい、全然わからない言葉とか、いっぱい出てきちゃって（一同笑い）、もう困っちゃうことが多いんですけれども、すごくおもしろくって時間がたつのが全然苦じゃないんです。2時から5時と書いてあって、最初は3時間もあって、寝ちゃったらどうしようとか（一同笑い）と思ったんですけれども、本当におもしろくってたいへん勉強になっています。本当に個人的な質問で、ここにいらしている九十％以上の方には「そんなことを聞いて」みたいなことを思われちゃうかもしれないんですけど、いまこう

いう仕事をしていて、本当にやっていて良かったなと思うことがあったら教えてください。(一同笑い)

土居　おもしろく聞いてくださってどうもありがとう。まずお礼を言わなくちゃいけないね。「やっていて良かった」と言われると、ちょっと返答に窮するんだけれど、「もうこれしかなかった」という感じだね(一同笑い)。そのほうが私の気持ちを表現しているでしょうね。

小倉　私も仕事をしていて、いつも非常にきついと思うね。どうしてこんなきついことを選んじゃったのかなと思いますけれども、やっぱりいま言われたように、「自分はやっぱりこれしかできないんだ」と。そういうことを人からも私は言われるんですよ(一同笑い)。「あなたは精神科医にしかなれなかった」と言われるんですよ。それも、子どもの精神科医にしかなれなかった、と言われるんですね。そんなところですね。(一同笑い)

司会　会場にいらっしゃる先輩方いかがですか。彼女のお答えをどなたか。

瀬尾　西横浜国際病院の瀬尾です。お久しぶりです。前段の質問ですが、小倉先生と土居先生とのやりとりのなかに、漱石の話が出たものですから、ついつい僕も加わりたくなって発言してしまいました。土居先生の厳しさとか、思いやりの点というのは、僕も漱石を読んでいて非常に似ているなというふうな感じをつくづく感じていたわけなんです。

土居先生と僕との関係では、土居ゼミは非常に厳しい先生だった、とはっきり言って思っています。「philosophyとは何だ」というふうなことを常に問いかけられていたと思うんですけれども、いままで分析なんかで、土居先生のスーパーバイズを受けている方に対して、ほかのいろんな方のスーパーバイズを受けていらっしゃる方が発言するときは、みんな代弁するんですよね。土居先生のスーパーバイズを受けている方が攻められているときは、土居先生は一言も代弁したり、守ったりなんかしていないというのが常日頃すごいなと思っていました。でも耐えているんだというふうなことを感じていたわけなんですけれども、やっぱり今日のお話で、さっきの漱石の話で、そういうふうな思いやる心と、その一面どこか距離を置いていかなくては、やっぱり自分の人生というのはやっていけないのかなというところ、ちょっとまとまりがないんですけれども、そこらへんが、土居先生の中にいつもあるのかなというふうな感じで聞いていたんです。質問というのか、はっきりしないんですけれども、ちょっと話に参加してみました。

土居　どうもありがとうございます。（一同笑い）

司会　ほかにいかがでしょうか。はい、満岡先生。

トレーニングシステムはやはり必要

満岡　今日、たいへんおもしろく聞かせてもらっています。横浜市民病院の満岡です。土居先生が、これは前に土居先生にお話を伺ったときにも感じたのですけれども、たしかに治療者としては、やっぱり一人で戦わなければいけないというか、一人でさらされちゃうという点があるだろうし、もちろん成長するときというのは、みんなに助けてもらうんだけれども、どこかぐっと伸びるときは一人で伸びるんじゃないかという気もします。そういう点からいくと、たしかにプログラム化されたトレーニングを受ければいいというものではないというのが私もわかるんです。

ただ、私がメニンガーに留学してみてつくづく感じたのは、いままで、留学するとどんな経験をするかということをだれも教えてくれなかったということです。帰ってくるとだいたい嫌なことをみんなサッとネグレクトして、偉い先生になるわけです。

ところが、向こうにポンと放り込まれるとものすごい経験をするわけで、行っている間じゅう盛んに文句を言うわけですよ。私の留学経験というのは文句を言うというか、自分を主張しないと流されちゃうから、自分を主張し続けるわけです。これをやりたいからやらせて欲しい、自分はこれをやりたいから来たんだということを常に主張し続けなければいけなかった。

そのときに主張を聞いてくれる人がいるんですね。正式の研修生は研修生で、組合みたいなグループがあるわけです。それで常に自分たちの受けている研修はどうだこうだということを言っているし、伝えるわけです。文句を言ったからと言って変えてはくれないこともあるわけですよ。ただ聞いてくれるだけ。漱石が示したような態度を示してとどまることもある。ただ、聞いてもらうということはすごく大事だということは、帰ってきてからわかるんですね。ずうっと、ほとんど3年間いろんな文句を言い続けて、帰って来てというか、帰る寸前に幸いにしてわかったんで、私は向こうのメニンガーの先生にお礼を言ったんですけれども、何か感じたときに聞いてもらう場所がある、聞いてくれる相手がいる。なんでかというと、その組織を作るときに話し合いをするわけですね。institutionを作るということは悪い面もあるんだけれども、作ろうというときにやっぱり話し合いをするわけです。こういうことをやろうと目標を決めて、そうやろうと思っている人間が集まって、どうすればいいかというふうに考えて、そのうえで計画を立てる。やってみたうえでどうだろうか、ということを反省してまた変えるわけですね。

あまりにも個人の成長ということに重きを置きすぎると、そうやって個人が成長したり生きたりするというのは、やっぱり人の間で生きていくわけで、自分が言っていることを聞いてくれるんだろうかという気持ちまでも失ってしまうような、無力感とか絶望感とかにやはり出会いかねない。そういうときにやっぱり誰かに聞いてもらう。たしかに「縁」ということもあるんでしょうけれども、いまの日本の社会のなかで育とうするときに、そうやって支えてくれるような組織をもう少し作ったほうがいいんじゃないかというのが、私の率直な感想なんですけれども、どうでしょうか。

司会　ありがとうございます。

土居　あのね。あなたのおっしゃることに、僕は反対の意見はないんで賛成します。だからぜひ作ってください（一同笑い）。ただ、なかなかうまくいかないよ。

それで、私もメニンガーに行ったし、ずいぶんそのことで大きな影響を受けたわけですけれども、私の行ったのは本当に初期の頃ですから、外国人のための特別なカウンセラーも誰もいませんでしたね。ですから相当苦労しました。ただ友達ができて、いろいろ助けてくれましたけれども。

それから、メニンガーに行ったときのことで、非常に印象的なことを二つ挙げますと、一つはあるとき、たしかKansas Universityだったかな、residentのいろんな意見を聞いてくれるという会があったんです。これは外国人だけではなくてみんなにね。それで、僕に会ってくれた一人のかなり年輩の精神科の医者が、どんなことを話し合ったかは忘れましたけれども、彼の言った言葉で一つ記憶に残ったのは、「きみ、アメリカという国は非常にprovincialだよ」というものです。これはたいへん印象的でしたね。provincialというのは「田舎っぽい」という意味だよね。ことにトピーカ・カンサスはまさにprovincialなところで、それで、彼はきっと僕のフラストレーションをどこかで見抜いて、慰めるつもりでアメリカはprovincialだ、と言って慰めてくれたんじゃないかなと思います。

それから、もう一つ非常に印象的なのは、同じアパートのフロアにアメリカ人じゃないresidentがいて、一生懸命よく勉強していた。その後、故国から奥さんが来た。そして彼はトレーニングを完成しようとして精神分析のinstituteにアプリケーションを出して、アクセプトされました。ところが、それから間もなくして彼は発病し、入院しました。もちろんinstituteにアプリケーションを出して彼はいろんな人のインタビューを受けたんだけれども、誰も発病を予告した人はいない。あるいはインタビューを受けたんで発病したのか、よくわからないけれどもね。（一同笑い）

これは私にとって非常に印象的です。なぜなら、同じフロアにいて、彼が発病したのを僕が最初に目撃しましたから。彼はその後、結局アメリカにずうっと残って、あるところで働いていますけれども、トレーニング・アナリシスはインタビューだけで終わりです。

司会　ありがとうございます。真ん中の方、どうぞ。

正田　富士通という会社でカウンセラーをしております正田と申します。小倉先生には学生のときに学生実習でお世話になりましたし、土居先生は私の指導教官なので、本当にお二人にはお世話になっているんですけれども、一つ質問をしたいと思います。

私はカウンセリングをするときに、いつもなるべく患者さんというか、相手の方が、その人らしく生きられるようなお手伝いをしたいというのを基本に置いているんです。ところが、なぜか皆さんが、その人らしくというよりも、私のようになってくるんですね。別に私は自分の生き方を押しつけているとか、価値観を押しつけているつもりはないんですけれども、なぜか、私の生き方に似てきてしまうということがあるんですけれども、それは本当はもっと心して気をつけなければいけないことなのか、あるいはある意味では致し方のないことなのか、先生にお伺いしたいと思います。

土居　あなたの生き方に似て困るんですか。（一同笑い）

正田　いいえ、私は困らないんです。

土居　ああ、じゃ、あなたも困らないし、患者というかクライエントも困らなければめでたしめでたしじゃない。（一同笑い）

司会　よろしいですか。

川畑　関東中央病院の川畑と申します。今日の題目、「治療者のあり方」というのを聞いて、なんと大げさな題だろう、と最初思ったんですね。これは、ちょっとお二人も困られるんじゃないかと思ったんですけれども、今日のお話をうかがっていて……。

土居　いや、困りました。（笑い）

川畑　でも、これしかなかったというような印象があるんですね。で、いまの質問とも関係するんだろうと思うんですけれども、「あり方」というのを最初に見たときに、一つ浮かんだ言葉が父親の「背中を見て育つ」という言葉が浮かんだんですね。私は小倉先生の背中をいつも見ているわけですけれども、土居先生の背中とか、あるいはいろんな先生の姿を見ているんですが、なんかそこに学んでいるような気がするんですね。

小倉先生が先ほど患者さんは治療者の弱点を突いてきて、それで動じない姿を見ているというお話をなさいましたが、私も何かそういうところがあるような気がするんですね。そこで、こちらの生き方を学んでいるような気がするんですが、土居先生は先ほどから漱石の話をされていたんですが、漱石というのも先生にとっては背中だったんだろうかなと思いますが、そういう背中的なものというのはほかにございますか。

土居　ああ、たくさんいますよ。たくさんというのも変だけれども、数えるぐらいいると思いますよ。私はその点恵まれたと思っています。いい先生に巡り会った。自分を指導してくれる人に巡り会ったことは人生の最大の幸福だと思っています。

司会　ありがとうございます。今日は専門家の方が多いなかで、先ほど学生さんのご発言もありましたけれども、全然分野の別な方たちもいらしているんですが、いかがでしょうか。何かご質問なり、ご意見いかがでしょう？　よろしいですか。何か言い残したことなどございませんか。

土居　もうそろそろいい。（一同笑い）

司会　では、最後に小倉先生、土居先生に一言ずつまとめのお話をいただきまして、あるいはご感想なりをいただきまして終わりたいと思います。

小倉　一人いらっしやる。

林　すみません、手短に終わります。神奈川リハビリテーション病院の理学療法士をしています林と申します。私は普段、身体障害を待った方に対して、身体活動を通してその方にアプローチするということをしているんですが、そういったなかで、身体運動を通して、相手の方の心の部分にかかわってくるということが非常に多いなと思っています。そこでは動けない方とか、動けるけど動きにくいとか、どうやって動いていいかわからない方だとか、動きたくないという人もいると思うんですね。そういうことがわからないまま、この人を何とかして動かそうと格闘していることになるんですが、そういう場面ではこちらも悩むことが多く、心理の力やら精神科の方やらに相談したり、聞いてみたり、また自分でこうじゃないかと思いあぐねることがかなり多くて、野間先生の勉強会やワークショップに出させていただいてたいへん参考になることがあります。
　質問ではなくて、これはお願いなんですが、他職種の患者さんなり人に接する仕事をしている人たちに対しても、今後ともぜひ教えていただきたいと思います。

司会　ありがとうございます。じゃ、一言ずつよろしくどうぞ。

小倉　まあ、本当に一言。私もいつも思っているわけですけれども、今日も改めて、私は「いかに大勢の人から支えられているか」ということを強く思いました。

司会　ありがとうございました。土居先生、お願いします。

土居　今日は私たち二人の話を聞いてくださって、どうもありがとうございました。

司会　皆さん、盛大な拍手で終わりたいと思います。（一同拍手）

第二部　それぞれの経験

一、精神療法の訓練について

河野通子

「精神療法はどう学ぶのか」という疑問は、精神療法を志す人の多くが持つ疑問ではないだろうか。本を読んだからといって自分が治療をできるようになるわけでなく、他人が治療するのを見ても、患者と治療者それぞれ人が違う以上同じように治療するわけにはいかない。結局、理論を勉強し優れた治療者の治療を見たら、あとは指導者の見守る中で自分で実際治療しながらそれ自体を検討していくしか方法はないのではないか。しかし、生身の人間を相手に経験が少ないながら治療するのは、学ぶ身にとって大変不安なことである。また、自分の行った治療を検討するということは、自分を振り返る、あるいは自分を見つめることになるわけで、安心した場所、安心できる相手の前でしかしにくい。また治療者としての力を養うための訓練である以上、指導者は安心できる相手であると同時に優れた治療者、指導者であることが大前提である。このように、精神療法を学ぶにあたっては、どのような場で初期の治療経験を持ち、どういう形で、どういう指導者と、どのように治療を検討していくのか、ということがとても大切になってくるだろう。

私が最初に治療者としての経験を持ったのは、日本の大学院で心理学を勉強中に、ある病院の精神科で臨床研修をさせてもらっていたときだった。臨床研修をすることは大学院の履修要件にはなっておらず、またその病院の精神科も特別に研修プログラムを持っていたわけでもなく、私の臨床研修はもっぱらその病院の精神科の好意と私自身の強い希望によって成り立っていた。そこには若い人を育てることに熱心で、かつ臨床的にも優れた先生方がいて私の面倒をよく見てくださり、私は研修生として幅広い経験をさせてもらった。特別な研修のプログラムがないことは、やる気に応じてさまざまなことができるという利点がある一方、あまりに自由裁量の部分が多くて不安になるということもあった。また、自分の見ている症例について定期的に指導を受けるようにはなっておらず、ある程度私の自主性に任されていたため、どこまで自分で考えてやり、どこまで聞きながらやるのか、という点で迷うことも多かった。結局、研修中の治療者として、依存と独立の間で揺れ動いていたのだと思う。

私は大学院卒業後六年間心理士として働いた後、機会があり、あるアメリカの社会福祉大学院で学ぶことになった。そこで再び大学院生として、臨床研修を行った。そこでの臨床研修は、大学院のカリキュラムの一環であり、大学が選んだ機関で行われていた。研修中は研修先機関の職員の一人がスーパーバイザーとして決まっており、週一回一時間、個人スーパービジョンを受けることになっていた。私がアメリカで経験した臨床研修は、日本で経験した臨床研修といろいろな面で異なっており、臨床研修のあり方とスーパービジョンについていろいろと考えるきっかけとなった。二つの研修の間にはいろいろな違いがあったが、特にアメリカでの研修は、境界が鮮明だったこと、明確な契約に基づいていたこと、個人のスーパービジョンという継続した一対一の人間関係の中で症例検討ができたことが、印象に残った。ここでは私が経験したアメリカでの臨床研修を紹介し、そのような違いが研修生にとってどのような意味があったかを検討し、あらためて臨床研修について考える。

この臨床研修は、ある公立小学校の敷地内に建物を持つ精神衛生機関で行った。そこでは三人の職員のソーシャルワーカーと五人の大学院生の研修生か、地域の五つの公立小学校に対し、児童とその家族へのカウンセリング、学校職員へのコンサルテーション、児童を対象とした予防プログラムを実施していた。事業の規模は小さく職員も若かったが、質の高いサービスを行い、常にサービスを見直し、より良いものに変えていこうという熱意にあふれていた。職員は、研修生の訓練にも熱心で、指導の方法にも工夫が凝らされていた。職員は熱心でありながら、仕事時間を延長することなど決してなく、限度を守って仕事をしていた。皆、自分たちの精神衛生にもよく気を配っており、研修生にとってよいモデルだった。職場全体がユーモアにあふれ、温かい雰囲気だった。

研修生に対しては、さまざまな経験と訓練の機会が用意されていた。研修生はそれぞれ数名のクライエントとグループを任されカウンセリングに当たり、また、予防プログラムとしての授業を見学したり職員と一緒に教えたりした。訓練の機会には、週一回、個人スーパービジョンとグループスーパービジョンがあり、隔週でイン・サービス・トレーニングと呼ばれる職場研修があった。グループスーパービジョンには二種類あり、その一つはそのときどき決まった話題、研修生が困っていること、自分の症例などについての話し合いだった。もう一つは症例検討で、研修生か職員の一人が症例を報告し、外部から招いているスーパーバイザーとともに皆で検討した。職場研修では、職員が講師になって自分の得意な分野について教えたり、外部から講師を招いて行った。内容は、グループ治療、危機介入、箱庭療法、芸術療法、セルフ・サイコロジーなど、すぐに仕事に役立つような内容だった。いずれも講義と体験学習の両方からなっており、実感をもって勉強できた。グループスーパービジョンでも職場研修でも、参加者一人一人が積極的に発言しグループに貢献していた。定期的な訓練の機会のほかに、臨床研修の始まりにはオリエンテーションが、終わりには一年の経験を振り返る一日と別れの儀式があった。オリエンテーションでは、早く職場や職員、仲間の研修生に慣れスムーズに仕事を始められるように、さまざまな演習や活動が用意されていた。研修を振り返る一日と別れの儀式では、自分たちの成長を認め合い、研修プログラムをさらに良くするための意見を出し、別れにまつわるそれぞれの気持ちを整理した。

個人スーパービジョンは、研修生それぞれに決められた職員のソーシャルワーカーから受けた。個人スーパービジョンのセッションは、毎週一回一時間、決まった曜日の決まった時間にスーパーバイザーのオフィスで持たれた。何らかの理由でその時間に行えないときは、必ずあらかじめ連絡があり、代わりの時間が持たれた。セッション中は電話の取り次ぎもなく、邪魔が入らないところで一時間スーパーバイザーと話すことができた。このことは何気ないことのようでいて、実は大変意味深いことが、時が経つにつれてわかった。決まった時間に決まった場所へ行けば同じスーパーバイザーがいて、その一時間は私が指導を受けるための一時間とされていることは、指導を受ける側にとって安心なことであった。それだけで、大変なクライエントが来ても、緊急に相談する必要があるかどうか判断し、その必要がなければ次のスーパービジョンまで待つことができた。つまり次の回までは、自分自身で保つことができたわけである。この構造はクライエントが治療者と会うときも同じなわけで、クライエントにとって時間や場所が一定していることの持つ意味が身に染みてわかった。

また、緊急時を除いてスーパービジョンの時間以外に、スーパーバイザーとケースのことを話したり仕事の進め方を聞くことはなかった。お喋りと仕事の話や指導は、きちんと分けられていた。

このことに対して、当時はきちんとしているという印象程度しか持っていなかったが、今振り返るとそれ以上の意味があったように思う。すなわち、相談する時間に限りがあるために、かえって毎回、今日は何を聞くか、何をしたいか、自分自身明らかにしながらスーパービジョンのセッションに臨むことになったと思う。

私のスーパーバイザーは、デイブという三十代半ばのプログラム・コーディネーターだった。デイブはプログラム・コーディネーターとして運営・管理に当たる一方、自分自身クライエントを持ち、研修生二人のスーパービジョンを行っていた。最初のスーパービジョンのセッションでは、デイブと私がそれぞれスーパービジョンに何を期待しているかを話し合った。研修生として、私がこのスーパービジョンから何を得たいと思っているかを聞かれた。私は、こちらのアドバイスをできるだけ減らしクライエントを歪めずに映し出せるようになりたいこと、自分の側に何が起こっているのかをスーパービジョンを使って知っていきたいこと、特定の場面で具体的にどうすればよいか提案があればそれも聞きたいこと、治療についてさまざまな疑問が残っているので実際の症例にあたって質問していきたいことを伝えた。デイブはこれらの目標をとても良い目標だと評価してくれたうえで、一つの症例を選び、その症例について継続して毎回検討していくことを私に勧めた。具体的には、プロセス・ノートと呼ばれる治療セッションの逐語記録を作り、それをもとにスーパービジョンで検討することを勧められた。この話し合いは、お互いの期待を明確にして共通の目標を設定するために役に立った。治療でいえば、契約に相当する部分だったと思う。スーパービジョンで何をしたいか尋ねられてそれに対し答える過程で、私自身何を求めているのかをより明確にできた。また、このやりとりを通して、スーパービジョンとはスーパーバイザーから一方的に教えてもらったり受け取るものではなく、自分が求めるものを相手に伝えて得ることだと感じた。スーパービジョンは、スーパーバイザーと研修生という二人の人間が合意に基づいて共通の目標に向かって作業することで、人間としては対等であることを強く感じた。また、スーパービジョンで何を行うのかが明確になっているのも、大変安心なことだった。

最初にケースを渡されたときのスーパービジョンのセッションでは、具体的な手順を詳しく説明された。新しいケースを受けたときはまず何をするのか、予約の取り方、教師との連絡の取り方、保護者との連絡の取り方などである。また、アセスメントではどのようなことを聞くか、ということも事前に検討した。もちろんこれも、一方的に教えられるのではなく、まず私はどうするつもりかを聞かれたうえで行われる。具体的な手段について説明されたり、あらかじめ手順を考えておけたのは、実際にクライエントやその家族とやりとりを始めるにあたって私の不安を軽減した。また、この経験から、新しい仕事場で手順に慣れていないことが治療者にとっていかに精神的負担になり得るかにも気づいた。

デイブのスーパービジョンのやり方は、とてもリラックスして形式張らずユーモアのあるものだった。毎回、スーパービジョンの日の朝までにプロセス・ノートを渡してあったが、スーパービジョンのセッションまでには必ず読んであった。毎回のスーパービジョンは、まず私がどうしているかを聞かれることから始まった。そして、その回のスーパービジョンで私が何をしたいのかも聞かれた。デイブが私の状況を知ったうえで（テストで大学院のほうが大変とか、引っ越してきたばかりでまだ慣れないなど）仕事を渡してくれたり指導してくれたのは、安心して研修を受けられる大きな要素だった。毎回スーパービジョンの初めにその回で何をしたいと思っているのか聞かれるのは、一番初めのスーパービジョン同様、私自身が求めていることを明確にすることができ、主体的にスーパービジョンを受けるのに役立った。スーパービジョン全体の契約はすでにできていたが、毎回のセッションでもその度に契約をしていたともいえる。

デイブのスーパービジョンのやり方のもう一つの特徴は、前向きで良い点をよく指摘してくれることだった。これには大変勇気づけられた。良い点を指摘されると勇気が湧いて、できなかったこと、わからなかったことを含めて、改めて治療の場での自分を率直に見直してみようという気持ちになった。

私の治療の検討は、プロセス・ノートという治療セッションの逐語記録をもとに行った。デイブの言う通り、プロセス・ノートを書くことは、それ自体とても勉強になった。プロセス・ノートとは、治療者とクライエントの言語的・非言語的やりとりを起こった順番に書き、並行してそのとき治療者が感じたこと、考えたことも書いておくものである。プロセス・ノートを書くだけで、よく私は治療セッション中に自覚せずに自分でしていたことに気づいた。一つ一つのやりとりを思い出しながら書いていると、自分がしばしば自分流にクライエントの言ったこと、したことを勝手に理解したつもりになっているのに気がつくのである。プロセス・ノートを書いているときは、自分で勝手に思い込んでいる部分に気がつくだけで、嬉しくてわくわくした。それに気づけば、では自分勝手に先に進む代わりにどうすればクライエントが意味するところがわかるか、ということを検討できるからである。プロセス・ノートをつけるということは、ただあったことを書くというだけでなく、結局は治療の場で起こった出来事をもう一度少し離れたところで振り返るという作業だった。目の前のクライエントとの生々しいやりとりの渦中では、起こっていることを何もかも自覚しておくというのは不可能に近い。その場を離れてもう一度同じ過程をたどることで、その場では気づくことのできなかったこと、思い、疑問に触れる場を自分に与えることになった。プロセス・ノートを書きながら思い込みだけではなく、その場その場の自分の感情にもあらためて気がついた。治療の最中には、腹立たしく思ったり、かわいそうになったり、困惑することがよくあった。そういう気持ちに気づいておくことは、それを私自身の気持ちとして傍らに置きながら、それとは別にクライエントはどんな気持ちなのか、クライエントには今何か起こっているのか見ようとする助けになった。プロセス・ノートの良いところは、他人に指摘されるのと違い自分が気づくことのできる範囲で自分から気づいていくので、脅威的でないところだと思う。それはまさに、治療の中のクライエントに起こることと同じであろう。クライエントがまだ見る準備ができていないところを無理やり見るように強いられれば、それはクライエントにとって脅威となり、かえって自分を見つめることに消極的あるいは拒否的になるかもしれない。また、安心して自分を見つめ振り返られるような助けになったのは、プロセス・ノートそのものの性格もそうだが、デイブの扱い方も大きかったと思う。彼はそれを決して批判のためには使おうとせず、私がより多くに気づき、それをもとに新たなやり方を探すための道具として使い、常に私が自分を振り返る過程を温かく励ましてくれたからである。

研修生の行う治療とその治療を検討する個人スーパービジョンのプロセスは、並行して展開する面がある。クライエントは治療者との継続した人間関係の中で自分を振り返り、研修中の治療者はスーパーバイザーとの継続した人間関係の中でその治療の過程を検討し治療者としての自分を振り返る。この並行性ゆえに、研修中の治療者は個人スーパービジョンの過程で、クライエントの立場に近いものを経験することになる。研修中の治療者がクライエントの立場に似た経験をすることは、クライエントへの理解や共感を大きく促す。これに関連して、私は自分が受けていた個人スーパービジョンの中で、印象深い経験をした。

それは、私の研修も三分の二を終えた頃だった。スーパービジョンのセッションの初めにデイブがいつものように私がどうしているか、今日何をやりたいと思っているか聞き、私がそれに答えたところで、「ところで研修も三分の二が終わり、ここでの時間も残り三カ月になったね。そのことは君にとってどうなんだろう」と尋ねた。私は、毎回スーパービジョンでいろいろなことに気づき、研修を通して自分がどんどん成長している感じがしてとても嬉しかったので、研修が終わるとか残りの時間がどれくらいかなどということは考えてもいなかった。いや、むしろ素晴らしい経験をしていたので、知らず知らずのうちに終わりがあることを考えないようにしていたのだろう。その問いに答えようとすると大変悲しくなり、「とても悲しい」と口で言いながら涙が出て仕方のない自分に驚いた。自分が多くのものを学び取っていた研修とスーパービジョンが終わり、尊敬していたスーパーバイザーやほかの職員、ともに支えあってきた仲間の研修生と別れるのかと思うことはとてもつらかった。そのため、無意識にあまり考えず感じないようにしていたのだと思う。デイブの質問に対する自分の反応に、初めて、別れをめぐって自分が抱いていた悲しみの大きさを実感した。その大きさゆえに悲しみを感じることを避け、別れについて考えてもいなかった自分に気がついて、初めて、同じ時期に私との治療を終えようとしているクライエントが、別れをめぐってどういう経験をしているのか、どんな気持ちでいるのかを考えることになった。クライエントに似た立場を経験することは、私がクライエントの気持ちを汲むのを助けたと思う。そして治療とスーパービジョンが並行して展開していたため、スーパービジョンで私が気がついたことを、実際に治療に生かすことができた。

以上が私がアメリカで経験した臨床研修の簡単な紹介だが、ここでいくつかの特徴について、それが研修生にとってどのような意味があったか考えたい。

先にも触れたように、この研修では、境界が鮮明でよく守られていた。研修全体の期間も個々の訓練の機会も始まりと終わりがはっきりしており、決まった時間を越えて続くことはなかった。すべての機会に限りがあることを意識することは、逆に今日何を得たいか、今何をしたいかということを常に自分に問うことになった。その結果、より積極的に研修に取り組むことになったと思う。またこの研修は研修全体でも個人のスーパービジョンでも、内容について指導者と研修生が話し合い、契約をしてから行った。研修内容について希望を問われ話し合い合意のうえ行ったことは、私が一方的に指導者に頼るのではなく、主体的に研修するのに役立った。研修生という立場は、ともすれば、無力感を感じたり自分のできないことを意識しがちにならないだろうか。無力感が強すぎると、もう自分ではできないと思ってしまったり、逆にできないこともできるかのように強がってしまうことがあるように思う。程度の差はあれ研修することと無力感とは切り離せないと考えるが、無力感が強すぎることで研修ができないと思ってしまったり、逆にもう研修する必要はないと思ってしまうことがあるとすれば皮肉なことである。あらゆる場面で必ず何を求めているのか聞かれる度に、私は研修生として自分が持つ力を感じた。そして逆説的なことだが、自分の持つ力を実感して初めて「ここは援助が必要です」と安心して言えるようになり、必要な援助が受けられることがわかると「もっと挑戦してみよう」という気になった。明確な契約があることはまた、研修生が具体的に何をすればよいのかが明らかになり、安心して研修を行えることにもつながった。研修生は職員と違い、研修生というだけでは役割や仕事の内容が明確に規定されておらず、何をすればよいのか不安になることが多いように感じる。研修生として行うことがらが曖昧であればあるほど、不安も増すように思う。話し合って契約を作る過程で何をするのかが明確になることで、その不安は軽減されることになった。

さて、個人のスーパービジョンがあったことも、この研修の大きな特徴だった。自分の治療を検討するということは、自分自身を見つめること、振り返ることにもなることは、初めに述べた。そこで自分が見るものは、自分にとってあまり見たくない、見づらいものも含まれるだろう。個人スーパービジョンという、継続した信頼できる人間関係の中でこそ、見にくいものも見ることができたと思う。また、個人スーパービジョンでは研修生の立場がクライエントの立場とある意味で似ているため、研修生は自分の体験を通してクライエントの立場により共感し、その立場をより理解しやすくなるということが挙げられる。そしてまた個人スーパービジョンと治療は並行して展開するため、個人スーパービジョンでの経験を通して得られた洞察は、研修生として行っている治療の中でクライエントを理解するために生かすことができるのである。

アメリカで私が経験した臨床研修にはしっかりした枠組みがあり、その枠組みのために安心して研修生活を送ることができたことを述べてきた。安心して研修できることで、より積極的に自分の治療を振り返り検討することが可能になったことも指摘した。研修生が臨床研修に安心して取り組めるかどうかは、臨床研修においてとても大切な要素で、研修経験を大きく左右する。しかし、臨床研修の目的が治療者としての力を養うことであることを考えると、指導者がどのような臨床的能力・指導力・人柄を持つかということと、研修生がどのような能力・動機のレベルを持つかということは、安心できる枠組みと同じぐらい大切なことがわかる。アメリカで私が待ったスーパーバイザーは、とても優れた治療者であり指導者だったと思う。また、皆同じような枠組みで臨床研修を経験したが、同級生の中にはスーパーバイザーから学ぶことが少ないと不満を持つ人が少なからずいた。このこともまた、枠組みがあるだけでは不十分なことと、指導者の臨床的能力の大切さを示している。

顧みて、私は日本の臨床研修で自分の治療を率直に振り返り検討することは十分できなかったが、優れた治療者の仕事を見ながら、病歴の取り方や見立てのつけ方を学んだと思う。また優れた臨床家の治療に触れることで、治療者のモデルを得たと思う。モデルを得たことは、私にとって大切なことだった。そのうえで、もっと率直に自分の治療を振り返ることができていたら、より一層治療者として成長できていただろうと思うのである。

最後に、治療者自身の治療に触れて終わりにしたい。

個人スーパービジョンで治療を検討していくと、治療者自身の抱える問題が浮き上がってくる。治療者自身の生い立ちや家族との関係が影響してクライエントを正しく理解できなくなることがあることを、私も身をもって経験した。しかし、スーパービジョンはあくまで治療を検討する場であり、そこで治療者自身の問題を解決することはできない。そのため、治療者自身が自分の治療を受ける機会があることが大切になってくると思う。

治療者にとっての研修は、人の成長の過程に似ているところもあると思う。子どもが親との安心した関係の中で自分を試し独立していくように、研修中の治療者も指導者に見守られながら自分を試し治療者として独り立ちし、さらに治療者としての自分を磨き続けることになる。人の成長に終わりがないように、治療者の研修にも終わりはないだろう。一つ一つの研修は終わるけれども、治療者としての研修はずっと続いていくものと考える。

二、背中を見て育つ

川畑友二

私が関東中央病院（以下、関中と略す）で研修したのは一九八八年からの約二年間で、少々前のことである。東京に出てきて私立病院に勤める傍ら、週二日の研修日を作り通っていた。その頃関中は小倉先生をはじめ、前川純子先生（心理）、安藤公先生、大嶋正浩先生などの先生が活躍されていて、さまざまなことを学んだ。また、土居先生にも小倉先生を通じて紹介していただき、教えていただく機会を得た。今回お二人の講演を聴いていて改めて感じたのは、さまざまな先生方から私が教えていただいたこと（これは現在進行形なのだが）は言葉としての知識のみならず、やはり「治療者としてのあり方について」であったのだろうということであった。それは私だけの特殊な経験ではなく、精神科治療の研修あるいは学ぶということに必ずついて回る一つの側面ではなかろうかと思う。当日のお二人は「あり方」という言葉に置き換えにくいものを、ときには自分の人生にも言及しながら、そしてユーモアを交えながら泰然と対話されていた。フロアからの質問に対する応答にはある種の意外性が含まれていて、終始驚きの念をもって聞き入ってしまった。私にとって、壇上のお二人の姿そのものが大変刺激的であり、そこにまたお二人の「背中」を見た思いがあった。

関中での研修の一番の特徴は、特定の研修システムの形をもたないというところであろう。「とにかく行事に出て患者と過ごしてごらんなさい」と言われるだけで、それ以外の指示はほとんどなかった。当初、なにがしかの研修システムがあり、「教えてもらえる」といった甘い期待があったが、それはすぐに打ち砕かれ、相当困惑したのを覚えている。システムがないからといって、では何をやってもいいかというと無論そんなことはない。そこでは当然、精神科病棟における研修生（治療者）という枠の中で行動することが求められる。そのあるかないか判然としない曖昧な枠の中で、あとは「自分の常識」に従って行動しなければならなかった。自由ではあったが、妙に不自由さを覚えた。なんと自分の常識（自分）が当てにならないことか、と身に染みて感じたのである。そして、ただ呆然とホールのソファに座っているしか能のない自分がいた。白衣も着ず（関中のスタッフは白衣を着ない人がほとんどである）、医者であるという肩書きもなく、一人の人間としてそこに放り出されたような思いがあった。精神科を志して以来初めて、患者と一対一の人間同士という土俵に立っていた。患者が話しかけてきたり、遊びに誘ってくれるとホッとして、相手がどういう思いで近付いてきているのかと考える余裕を失っていた。とにかくそこにいて、時を過ごし、何とかして患者に受け入れてもらおうと必死になっていた。高校時代の体育を思わせるきついサーキット・トレーニングをする「体操療法」に出て青ざめたり、夏のキャンプに参加して動き回った。けれども、一～二カ月経ってどうにか患者やスタッフに顔を覚えてもらい安心したものの、同時に「自分は友達を作りに来たのではないぞ」という自分自身への憤りのようなものが湧いてきた。そして、「ここにいていいのだろうか」「何をなすべきなのだろうか」「自分は何をやろうとしているのであろうか」「自分は何者であろうか」といった疑問と不安に襲われたのである。ひどく迷った私は半年ほど経って、「入院治療においては看護スタッフがメインであるから」と個室患者の看護見習いを頼み込み、師長に快く承諾してもらった。落ち着かない子どものベッド・メーキングをしたり、清拭や食事の介助をしたり、子どもの患者と一緒に風呂に入ったりもした。また絵画教室と称して子どもたちを毎週集めて、絵を一緒に描いたりといったことも始めた（これは今も続いていて週間行事となっている）。

とにかく、その日その日が勝負であった。真剣に希望すれば、こちらの熱意の程度に応じて希望を受け入れてくれるといった自由さが関中にはあった。ところが、その自由というものが逆に私の不安の源泉でもあった。惑ってうろうろしている自分を常に小倉先生やスタッフに見られているといった感覚があったからなのだろうか、病棟でのいろいろな場面において、相手に「関わって何をしたか」あるいは「なぜ関わろうとしなかったか」ということ自体に自分が映し出されているようで身動きがとれない思いがした。つまり、一人の人間としての、そして治療者としての自分が試されているように感じ、結局は「自分は何者だろうか」という大命題について考えさせられていたのである。しかし、驚いたことにこれらの感覚は私個人のものではなく、関中での研修生全員が抱いている様子であった。そしてこれは研修生のみならず、スタッフも同時に感じているのであることを後に知った。小倉先生はこういった反応を体験することこそを研修として狙っていたのであろう。

「病棟に入院した患者は皆、そういった不安を体験しているのですよ」とあるとき語られたことがあった。今思うに、小倉先生自身が常にこの感覚を忘れず、「治療者として患者に何かできるか、そしてできないか」と問い続けているのではないだろうか。こういう関中のあり方そのものが、小倉先生の「治療者としてのあり方」を具現化しているものと思われるのである。

H・S・サリヴァンの『精神医学的面接』(中井久夫ら訳、みすず書房)という本がある。もちろん精神科の専門書なのだが、臨場感あふれるサリヴァンの語り口やその訳のわかりやすさもさることながら、実際の面接場面での精神科医の迷いや苦悩が描かれているように感じ、とても好きな本の一つである。それに寄せたオットー・アレン・ウィルの序文にあるサリヴァンを評した文章が、関中での研修中、「治療者としてのあり方」にひどく不安かっていた私をおおいに勇気づけた。「精神科医は自分の不安体験を患者を相手にする際に活用できる。患者以外の対人関係にも利用できる。不安体験を溶かし鍛え直して有効な治療手段にするために必要なのは、その正体をつき止め、意識するようにし、その起源と表現形態を理解し、そういう現実を恥じたり恐れたりせずに自分の生の一部として受容することである」（注＝太字部分は引用者）

私は自分を恥じたり、他人の評価を恐れたりで身動きのとれない思いに駆られていたのであり、自分を自分として受け入れることの難しさを感じていたのである。それは私個人の生育歴に根ざしていた。しかし、よくよく考えてみれば我々が患者に求めるものも「自分を受け入れる、現実を受け入れる」ということではないか。楽観的すぎて現実を見つめないやり方や悲観的すぎて前進できないやり方ではなく、一番必要なのは現実を見ていくことであると教えているではないか。親はやはり親であり、過大な期待を投げかけてもさほど変化しないだろうということや、これが自分の人生だと納得することを求めているではないか。自分にできにくいものを患者に求めるのは不誠実ではないかと、また自分を責めていた。けれども、この文章を書いたウィル自身、やはり「自分を受容すること」の難しさをよく知っており、責めるのではなく、愛情をもって諭すさまがあるように感じ、救われる思いがあったのである。関中での研修で私がとった反応は、私個人の生き方であったのだろうと思う。精神分析でいう「自由連想法」的に私が連想し、行動した中にそれまでの私が身に付けてきた対人関係における技術や防衛方法が映し出されていたのであろう。それを自覚せざるを得ないような雰囲気が関中にはあった。「枠」の中での自由さと、これでいいのかという問いかけを常に肌身に感じていた。関中での研修はとりもなおさず、「治療者としての自分」について、そして「自分のあり方」について省みることであったと思う。

寺田寅彦という大正時代から昭和初期にかけて活躍した作家がいる。本業は物理学者で、東京帝国大学の教授をしていた人であるが、夏目漱石の門下でもあった。その人の随筆に「猫の死」という短い文章がある。家で飼っていた三匹の猫の死についての思いを書いてあるのだが、最後にこういう部分がある。

「Miserable misanthrope(引用者注=哀れな人間嫌いという意味)。此の言葉が時々自分を脅かす。人間を愛したいと思ふ希望だけは充分にもつて居ながら、浅薄な『私』に遮られてそれが出来ないで苦しんで居る吾々が、小動物に對してはじめて純粋な愛情を傾け得るのは、此れも畢竟は吾々の我侭の一つの現はれであらう。自分は猫を愛するやうに人間を愛したいとは思はない。又それは自分が人間より一段高い存在とならない限り到底不可能な事であらう。併しさういふ意味で、小動物を愛するといふ事は、不幸な弱い人間をして『神』の心を假令少しでも味はしめ得る唯一の手段であるかもしれない」

実はこの文章は土居先生から紹介されたものである。あるとき私が、「治療者というものは患者を愛さねばならない。患者を愛したい」とあまりに大まじめに言うものだから多少焦れったく思われたのであろう。そのとき言われたのがオムニポテントという言葉と、そしてこの文章である。その頃の私は、ある患者の治療で苦しんでいた時期で、それゆえに悟りを開きたいと望んでいたように思う。患者を素直な気持ちで愛せずに苦しんでいた。しばらくして、偶然ある古本屋でこれが載っている本を見つけ、この文章を何回も何回も読んでみた。そして、患者を愛したいというその気持ちは、実は私のわがままの一つだったのだとようやくわかった。そのときの土居先生の言葉の細かな部分は残念ながら忘れてしまった。あまり多くを語らず、冗談をまじえながらだったように思う。少なくとも教え諭すというものではなかった。それでそのときは、はっきりと先生のおっしゃっている意味が汲み取れなかったのだが、ひどく心に残るものではあった。先生の態度は常に、相手が自由に考えを巡らす余地を与えているように思われる。

前田重治著の『図説臨床精神分析学』(誠信書房)の本文の一番最後に、「小此木啓吾から聞いた話である——ある早朝、ラッシュアワーで混雑している駅のプラットホームで、土居(引用者注、土居健郎先生)の姿を見かけた。彼は出発しようとしている電車のドアーへむかって、それこそ脱兎のごとく、ぬけて走っていた。その後ろ姿に、臨床家としての彼のリアリティを見た、ということである」という文章が載っている。初めてこれを読んだときは何を言わんとしているかは全くといっていいほど分からなかった。もちろん土居先生の走っている姿など現在では想像しにくいものであるが、今はなんとなくこれが分かるような気がするのである。土居先生の前で背筋を伸ばさない人はいないのではなかろうか。でもこれは、土居先生自身が常に背筋を伸ばしておられるからに他ならないのであろう。

ある保健師さんから断乳はいつの時期が適当かと尋ねられたことがあった。専門家でもさまざまな見地から微妙に時期が違うので母親たちに実際の指導をするときに困っているのだということだった。私は「子どもが望んだときに」と答えたのだが、何カ月から始めてというマニュアルがあったほうが安心できるだろうから、これはとても曖昧な回答だったのかもしれない。しかし、一歳半になったからといってまだまだおっぱいを望んでいる赤ん坊から無理矢理おっぱいを取り上げることは不自然であり、また逆に別の食べ物を口にしたくてたまらない赤ん坊におっぱいばかり押しつけていてもこれも不自然なことである。つまり、自然な育児ができればと思うのである。だが、ここで問題となるのは「どうやるのが自然な育児かわからない」「どう接すればいいかわからない」ということであり、それをつかもうと現代の親たちは必死に追い求めているのだろう。しかし、断乳はそれまでの母子関係の延長であり、独立して存在するわけではない。たしかに大切な場面であることは間違いないが、そのことだけで親子の関係が決定するわけでなく、その前に積み重ねているところのほうが実は大きい比重を占めているのである。そう考えると断乳をいつするか、どういう形でやるかは、その親子にとって断乳を開始する以前にすでに決定しているところもあると言えるであろう。断乳だけを取り上げて、どうだこうだと議論しても始まらないばかりか、その場面だけを切り取ってしまうとその親子の関係が「不自然」になるばかりなのである。そのときに当然経験する親子の緊張や不安、怒りをどう扱うか、そしてそれをどういう形で次につなげていくかが大切なことなのだと思われる。

大人が知らず知らずに見せている癖や言葉や態度を子どもたちはよく見ている。親は自らの生活をどう送っているか、感情をどうコントロールしているか、人との関係をどうもっているか、を子どもたちは見ている。子どもたちは正直に大人の見せているものを真似て、相手を映し出していく。真似るということにおいては子どもはうまいものである。親子や兄弟、ときには親友同士が似た仕草をしたり、同じような癖をもつのはその現れであろう。真似られて、「この子は自分に似ているな」とうれしく思ったり、なにかイライラしてしまったりするのである。結局、世代間で伝達するものは遺伝的なもの以上に親の姿そのものなのであろう。そして、子どもたちが大人の態度全般を反映していくという点において、昨今の子どもの間に起きているいじめや不登校の問題は社会全体の問題なのである。育児をしつけという言葉に置き換えると、しつけはまさに親子関係を表現しているものと思われる。そして、その親子の関係は毎日のちょっとしたやりとりの連続の中で作られているのである。判断を迫られる場面での言葉でのやりとりは、実はしつけのほんの一部分しか成していないように思われる。やはり、子どもは「親の背中を見て育つ」のである。

関中の大部屋治療では、入院した患者たちと定期的な面接はもたないのが常である。それにはいくつかの理由があるのだが、話をして治るのであれば何も入院治療は必要ではない、外来で回数を増やしてでも定期的に面接を繰り返せば済むではないか、というのが大きな理由の一つであろう。入院するからには別の目標、例えば同世代の者との対人関係の改善という目標があるはずであるから、それに向かって変化していくことが大切であるわけで、それをどう援助していくかが治療であると。もちろん話をしたらいけないというわけではない。よく看護師たちが話を聞いている姿を見かける。しかし、小倉先生が患者と座って話をしているのはあまり見かけない光景であった。ナース・ステーションに話をしようと患者がやってきても「なんじゃ」と追い返されるか、立ち話をするくらいであった。看護師が代わりに一生懸命話を聞いていた。しかし、それでも患者は一番に小倉先生を信頼し、自分のことを理解してくれていると感じていたようだった。自分の受け持ちでない子どもたちからも恐れられ、かつ慕われていた。

私は関中ではどちらかというと話をするほうである。その違いをよくよく考えてみた。「なぜ私と患者の間には面接（言葉）が必要なのか」と。いくつかの理由が考えられたが、やはり小倉先生の場合は、その患者に対する治療方針が患者自身やスタッフの間に十分に理解されていて安心感があるということが大きいと思われた。いや、治療方針というより存在に対する安心感であろうか。逆に私の場合は話をしないと患者は私に理解されていると感じないし、私自身も患者とつながっているという安心感がもてないというのが最大の理由であろうと思われた。小倉先生は「そこにいるというだけで治療をしていた」のだった。それは常日頃の姿、少々大袈裟に言うと、「人生をどう生きているか」といった姿の中に周りを動かすエネルギーを発散しているように感じられた。小倉先生は背中で治療をしていた。そういった意味で、その人の詳しい細かな治療録を聞かなくても治療者としての技量は伝わってくるものであるし、患者はそれを敏感に感じているものなのであろう。あるとき、小倉先生は恐怖症状をもつ中学生の男子患者を外来で診ていたことがある。その子は明るいと外出できず、昼間は来院できないということで、毎週毎週、早朝のまだ暗い時間に診ておられた。しかし、いよいよ外来治療が限界になり（初めから入院の予定だったのだろうが）、入院を勧めたときには今度は断固として譲らず、暴れるその子を押さえつけ入院させたのである。そこにも小倉先生の治療者としての姿を見た思いがあった。

当日のお二人には、治療者としての自らの姿を常に真剣に省みて、しかもそれを気楽になさっている姿があったように思う。私自身は土居先生や小倉先生に教えていただいていることをまだ十分消化しきれていないのが現状であり、将来もそれがかなうかどうかは甚だ疑問ではある。が、「背中を見て育つ」ことを体験でき、このことは日頃の治療やカウンセリングにも十分つながるものであること、そして自分の「背中」にも注意を払わねばならないことを最近になって初めて感じ入っているところである。

三、横浜精神療法研究会と私

野間和子

横浜精神療法研究会も今年で二十一年になります。その歴史をまとめようと振り返ってみますと数々の思い出、さまざまな思いがよみがえってきて、書くエネルギーを燃やすのに苦労しました。その理由は、明らかなのです。研究会の歴史は、精神科医としての、精神療法家としての私自身の歴史と全く重なるものだからです。

一人の精神科医が、大学の枠の外で手探りで精神療法を学んできた、そのささやかな体験を記してみたいと思います。

一　医学部の卒業を前にして

当時から横浜市立大学医学部には、「女子学生の会」というものがありました。私が学生のときには、年に一〜二回先輩の女医を囲んで懇談会を開いていました。そこで私はステキな先輩の精神科医に出会いました。その先生の紹介で卒業前の夏休みに、ある精神病院に実習に行かせてもらいました。一カ月間、西日の当たる脳波室に泊まり込んでの体験実習でした。白衣に白い運動靴の院長先生は、毎日院内を回って、ご自分の受け持ち患者に限らずすべての患者さんに声をかけていました。たくさんの人が日記やメモを書いては院長先生に見せていました。先生はその一つ一つに丁寧に言葉を書き添えていました。モンブランの万年筆とともに、朱とロイヤルブルーで書かれた院長先生の独特の文字と温かい文章が今でも鮮やかに目に浮かびます。休み時間や一日の診療を終えた後のひととき、医局の先生方が患者さんについての情報交換をしたり、理解や診断の話をするのを聞くのが何よりの楽しみでした。専門用語を使わずに、学生の私にもわかる言葉で語られるので、人間のさまざまな事象の見方を学ぶことができました。同時に先生方の人となりが、患者さんとの間に織りなす世界を見て、深く感銘を受けました。

この時期の私の学んだことのなかで、今でも心に刻まれていることは次のことです。

入院している人と話していると、ある時期には「いったいなぜこの人が入院をしていなくてはならないのか」と憤りを感じ、また、その同じ人が他の時期には深く病んでいて、全く交流も持てないでいることに驚き、結局最後になってやっと、その患者さんの中の健康さと、病気の部分を、その両方を見て納得するといったことでした。それぞれの時期に、院長先生が私の素朴な意見に真摯に答えてくださったことに感謝しています。細かい病気の症状を超えて、その人となりを丸ごとの存在として触れ合い、理解することを教えていただいたと思います。この経験が私の精神科医としての礎になっています。当時、私はこの経験を当たり前のように考えていました。しかしその後、私はこれが当たり前のものではなくて特別に素晴らしい経験をさせていただいたのだと知ったのです。

自分の心と向き合って、訳もわからず苦しいときを過ごした思春期。だからこそ、解剖実習の時間に、「心」もこのようにはっきり識別し、そのあり方を解明することができないものかと願ったものでした。卒業を前にしての、この精神病院での実習は、そんな自分の疑問を解決する道を見つけるための貴重な経験となりました。私は精神科医になる決心をしました。

二　横浜市立大学医学部附属病院精神科教室に入って

当時の教授は、故猪瀬正先生でした。先生は肝脳疾患で世界的な権威の方です。ですから教室員の多くは脳の切片を作ったり、脳の生化学的な研究をしていました。私はこうしたことには全く関心がなかったので、精神病理学の専門の先生について思春期の患者さんや神経症の方を診る機会を多く持たせたもらいました。当時は、教室に入ったばかりの医者は教授の診察に陪席して、口述筆記をすることになっていました。猪瀬教授の診察は、崇高とも言えるものでした。糊のきいた真っ白の白衣、ゆっくりとした丁寧な口調、低い声音、しみじみとした眼差し、患者さんの話にじっくりと耳を傾け、ときどきうなずき、ユーモラスなことを言っては無邪気に笑われる先生に、患者さんばかりでなく私たちも深い信頼感と安心感を感じたものでした。言葉少なに語られる診断についての話は、鋭く明快なものでした。大学にいた短い間に、人は脳も含めたからだの病気で心を深く侵されることを学びました。その後何度か、一見すると精神疾患のように見える身体疾患を嗅ぎ分けることができたのは、この教室に学んだおかげと感謝しています。

教室で開かれる勉強会に、土居健郎先生が見えたことがありました。「見立て」についてのお話でした。私はびっくりしました。感激と同時に、本当にびっくりしました。患者さんからの情報の取り方、その情報とその場での観察から相手の問題を理解して組み立てていくわけですが、その経過での、こちら側の問題……つまり治療者の気持ちとか態度、理解の仕方に焦点を当てたお話にびっくりしたものです。詳しいことは忘れましたが、「患者さんと話をしていて、何がわからないか、そこが大切だ」という言葉が今でも残っています。その数年後、土居ゼミに参加するきっかけの出会いでした。

幸いなことに、私が教室に入ってまもなく、全国に先駆けて児童精神科外来が横浜市立大学医学部附属病院に開設されました。そしてその責任者は、私がこの道に入るきっかけを作ってくださった岩田敦子先生でした。私は長女を産んだばかりでしたので、即座に児童のグループに入る決心をしました。子育てで大変な分、そこから学ぶことも多いからよいのではないか。本からでは学べないことも、子育ての経験からたくさん得られるのではないか。私の得意のサバイバルのための直感がそう囁いたのでした。

児童精神医学に関わることになって一番大きな変化は、いろいろな方々との出会い、そしてその方々と協力して働く機会が増えたことでした。臨床心理士、ケースワーカー、保健師、教師、保育園や幼稚園の先生方、育児雑誌の編集者、弁護士などとの触れ合いは必要不可欠のものになりました。

そしてさらに幸いなことに、一九七〇年に神奈川県立こども医療センターが設立されました。私は教授の薦めで開設当初から赴任しました。

三　神奈川県立こども医療センターに勤めて

先輩の先生と二人で外来中心の仕事でした。入院の必要な子どもは小児内科の病棟にベッドを借りて入院をさせていました。当時は全国にも珍しく臨床心理士とケースワーカーが十人いました。今でこそリエゾンという言葉は当たり前のようになっていますが、当時は特別な言葉を使うこともなく、とにかく他の診療科の医者から送られてくる患者さんへの理解を、「見立て」を主治医や病棟の看護婦にわかりやすく伝え、治療を成功させることに一生懸命でした。病院の性格上、重症な方が多いので、患者さん本人も家族も身体疾患にまつわる苦しみに加えて、心の負担をたくさん抱えているのです。治療に関わるだけではなく、安心して病気の治療を受けられるような環境づくりをしたり、看護のあり方を考えたり、病気の告知について主治医と話し合ったりすることも、大切な仕事でした。

センターに勤めてまもなく、同僚のケースワーカーの紹介で「土居ゼミ」に参加するようになりました。そこには錚々たる方々が参加されていました。このゼミでは症例検討をするのですが、土居先生はじめ皆さんが当たり前の日本語を使って話すのが印象的でした。村瀬嘉代子先生の鋭い観察ときめ細やかな治療からたくさんのものを学びました。深沢道子先生のロールプレイを使ったカップルの見事な治療は今でも心に残っています。その後、二十年近く経って師事することになる意味のある出会いでした。

そこで、私は小倉先生に出会ったのでした。小倉先生の症例のプレゼンテーションは圧巻でした。小柄で、ニコニコとして一見穏やかな表情、ちょっと高めの静かな語り口、屈託のない朗らかさ。その先生の入院治療、ことに思春期の人たちへの治療はダイナミックなものでした。子どもをめぐっての家族への「見立て」はわかりやすいものでしたし、何よりも病棟の中での看護スタッフとの共同作業はきめ細やかなものでした。

私は次女を産み、夜間の外出も難しくなって「土居ゼミ」に出られないので、研修方法を新たに見つけなくてはなりませんでした。師事するなら小倉先生、そう決めていましたので、早速先生にお願いしました。そして週に一日、病院に通って研修を受けさせていただくことにしました。

四 小倉先生のところでの研修

毎週木曜日に通うことになったものの、何をどうするのか先生からの指示は何もありませんでした。「何をしたいですか」と聞かれました。研修生は他にはいなかったので、何とか自分で工夫するしかない状態でした。その後の研修生は大勢いて、初診を陪席しているとのことですが、私はなぜかそれは遠慮して、三年後に研修を終わるときに一度だけ見せていただきました。私は外来患者さんの面接をすることにしました。もちろん先生が選んだ人を面接して、毎回先生の意見を伺うというやり方です。最初の人はとても軽い人でした。すぐに終わりました。これがテストだったようで、次はとても手ごわい人でした。そのうちに入院の人の面接もするようになりました。入院の人の面接の前には、前回の面接の後にどんなことがあったのか知るために必ずカルテを読むこと、特に看護記録を読むようにと指導されました。

病院に慣れてきた頃、私は素晴らしい研修方法を見つけました。先生が関東中央病院へ赴任されてから診察した二十歳未満の人たちのカルテを全部読むことにしたのです。毎回一抱えのカルテを出して、外来の奥の医局の片隅で興奮しながら読んだものでした。先生の言葉の使い方、考え方、ものの見方、……ひいては生き方まで読み取れたように感じたものです。この頃の私は研修というより「徒弟奉公」という言葉をよく使っていました。師匠のそばにいて、ひたすらその技を盗み取る……、研修費を払うこともなく、したがってカリキュラムもなく、ひたすら先生の親切と、自分のやる気を頼りのものでしたから「徒弟」という言葉がピッタリでした。

私はときどきセンターの患者さんの治療に行き詰まることがあると、相談しました。先生の余裕のありそうなときを見つけてつかまえるといったやり方で、なかなかしんどいものがありました。それでも助けていただける、解決の道を見つけられる喜びが大きいので、頑張ったものです。当時、こども医療センターには精神科病棟がなかったので、重症の拒食症や強迫神経症の子どもを関東中央病院に入院させていただきました。病棟は医者も看護師も受け持ち制をとっていて、患者さんの日常的な生活のことは受け持ち看護師が決めていました。医者と対等に議論をし、また自分の決めたことに責任を持って仕事をしている看護師さんたちは元気で爽やかでした。学生も、家庭教師やダンス、その他のレクリエーションの指導に来ていて、病棟は若者で賑わっていました。そのなかで小倉先生は、外来に病棟にと忙しく働いていていました。

一人の大人として、男性として体当たりで患者さんに接している先生からたくさんのことを学びましたが、それはいったい何だったのでしょうか。今考えますと、治療者の安定感、オープンさ……、いろいろな言い方ができると思いますが、治療者と患者とのやりとりの中で〝confrontation〟(対決、向かい合うこと)のあり方、その大切さを教えていただいたと思います。治療者の価値観や生き方が治療に反映されるので、治療者が自分自身を知ることが必要です。私は「精神科医にとっては、自分自身が外科医にとってのメスである」と考えるようになりました。いつも自分を研ぎ澄ましていたいと思いました。先生はそうした意味で素晴らしいモデルです。

こうして三年が経ちました。三年の年季が明けたということで、私の「徒弟奉公」も終わりとなりました。たくさんのことを学びました。その後、センターにも病棟を作りましたので、この経験はその運営に大変役立ちました。

私は終わりにあたって、先生にお願いをしました。横浜で症例検討会をしていただくということです。先生から学ぶチャンスを、仲間たちと、たくさんの人たちと分かち合いたいというのが私の願いでした。先生は忙しいのに快く承諾してくださいました。こうして誕生したのが、横浜精神療法研究会でした。

五　横浜精神療法研究会

一九七四年秋に研究会は始まりました。参加者は、「症例を出す人」を条件にしました。医師（内科医、小児科医、精神科医）、看護師、心理士、ケースワーカー、保健師、教師、養護施設の指導員などいろいろな職種の人が集まりました。初めは毎月二回行い、途中から一回になりました。そのほかに年に一回宿泊しての研修を行っています。そこではいろいろな方のお話を伺いました。また毎年講演会を行いました。精神医学、心理学、文化人類学の権威をお呼びしてのもので、盛況でした。サルの話や南極観測隊の話もありました。マイペースな人たちの集まりですが、いざ行事となると、それぞれの得意な分野を発揮して無事に終わる、いや見事に終えるといったものでした。小倉先生の性格と集まる人たちの特性で、自然に土居先生の指摘されたオムニポテンスを排してきた集まりです。

研究会は、毎回、一人の人が症例を発表する形で行われます。面接の回を追って話を進めて、その間に先生や参加者の質問やコメントがあり、ときに議論があるといったものです。先生は症例に入る前に、その人がどのような治療環境で働いているのか……（組織のシステム、コメディカルの人なら医者との関係、組織の中のサポートシステム）、また治療構造……（時間や頻度、料金、家族との関わり、学校や会社との関わり）はどういうものかといったことを聞きます。各セッションでは、患者と治療者の言った言葉に対して「それはどういう意味なの？」「何を言いたかったの？」「そのときどんな感じがしたの？」「どんなふうに考えたの？」と問いかけます。この質問によって私は、そのときの自分の気持ちに気づき、また相手を一層理解することができました。自分がとても大切なことだとこだわっていたことがそれほどのことでもなかったり、気づかないでいることが大切なことであったりということはよくありました。自分の性格や、そのときどきの自分自身の問題が治療に反映していることに気づくこともありました。先生は、「何か他のやり方はなかったかね」と聞かれ、「こう言ってもよかったね」「僕ならこう言うね」とオプションを出すこともあります。参加者もいろいろと意見を出します。最後には、今後どうするか実践的な方針を聞かれます。いつもはっきりくっきりと今後の方針が出るということでもありません。症例を出した人自身すっきりしていないこともあるわけです。疑問を持ったまま言わずに終わることもあるわけです。理解されない、ねぎらわれないと感じることもあるのです。この時間にひどく傷ついた人もいたでしょうか。これは治療関係でも起こることです。これらのことをどうするか、どんなふうに解決するのかはその人自身の問題です。

私は、治療の最中にときどき思ったものです。「こんなときに先生ならどうなさるだろうか」「この患者さんは私のところに来て不幸せではなかっただろうか。小倉先生のところへ行っていたらば、もっと早くに良くなっていたろうに」と。しかし、よくしたもので、だんだんに「世の中すべての人を先生にお願いするわけにはいかないじゃないか。この出会いも運命。私のできるだけのことをするしかない。やるっきゃない」と思えるようになりました。だからこそ勉強を、研修を続けています。

二十一年が経ちました。この間に、あちこちで同じような研究会が生まれています。この会も今後のことを考え直す時期に来ているようです。

六　再決断療法に出会って

一九八八年に、ボブとメリィ・グールディング夫妻の日本でのワークショップに参加しました。深沢先生が通訳でした。彼らはＴＡ（Transactional Analysis）の権威で、ＴＡとゲシュタルト療法を結合した再決断療法の創始者です。グループの中でほぼ二十分で一人のワークを行うのです。見事なものでした。精神科医のボブとMSWのメリィのコンビは素晴らしく、短時間にそれぞれの人の見立てをし、解決へと導く様子はまさに芸術です。メリィは、「精神療法はそれを通じてクライエントが自分の人生を変えることを可能にするアートである」と言っています。自分の過去へのこだわりを捨てて、生き方を変えたい人、神経症の人ばかりか、強迫神経症の人が目の前で変わっていく……、三泊四日のワークショップの間に表情や態度が変わっていく様子を見て驚きました。

その後、サンフランシスコの彼らのインスティチュートでの二週間のワークショップにも参加しました。そこではセラピストが自分の問題に取り組んでいました。まさにメスを点検して、研ぐ作業をしていたのです。私は国際ＴＡ協会のトレーニングを始める決心をしました。当時、準教授資格でメリィの指導を受けていた深沢先生に師事することにしました。ほぼ六年かけて決められた時間の研修をこなし、論文試験と面接試験、認定のための三日間のワークショップに参加して準教授資格を取りました。このプロセスで私は自分自身を一層よく知り、そして変えることができました。単に治療者としてばかりか、人間として自分を見るための手だてを持てたと思っています。この経験については別の機会に書きたいと思っています。

精神医学も心理学もいろいろな考え方、理論を持っています。テクニックもいろいろあります。人が人を治療するというときには、それらの理論やテクニックをツールとして上手に使える「人」であることが大切だと思います。そうでないと、技術におぼれてしまう恐れもあると思います。

今は亡きボブの言葉を記して最後とします。

「Therapist は決して The rapist であってはならない」

四、アメリカ修行時代

小倉　清

私は一九三二年（昭和七年）九月生れなので、太平洋戦争が始まった一九四一年（昭和十六年）十二月八日の時は小学四年であった。その他いろいろあってやっと敗戦になった。一九四五年（昭和二十年）八月十五日は中学一年の夏だった。それまでは学校は六・五・二制であったが、敗戦のあとGHQの指令で六・三・三制となり、一九四八年（昭和二十三年）の四月には新制度校の一をになったわけである。私は十五歳だった。

詳しい話は省くが、中三までは私はさかんに勉強をしていた一方で、ひどく悪い子であって、そんな自分を自分でももて余していた。しかし中三の終わり頃にある事をきっかけとして、突然私は人に迷惑をかけないよう心する人間と変身した。そしてそんな時に（高一）、ドストエフスキーの『カラマーゾフの兄弟』に出会い、ものすごい衝撃をうけてそれまでの生活から読書中心の生活になり、そんな中でもう精神病様状態に陥った。そしていつのまにやら自分は将来は精神科医になろうと固く決心するになっていた。

その後もずっと読書中心の生活は続いていたが、医学生になってから（昭和二十七年〜三十三年）の六年間は持ち前の観察力を発揮するやら好奇心とから、医学教育や医者のあり方に対して激しく批判的になり、それがもう極端に昇りつめたあげく、私は日本で医者になることはできないと思ってしまい、たまたまその頃にいくつかの翻訳本を通してアメリカ・カンザス州のメニンガー精神医学校（MSP）の存在を知って、日本を離れることにしたのであった。それは昭和三十四年（一九五九年）七月、二十六歳の時であった。しかしその当時はアメリカで専門医の訓練をうけるには、まずアメリカでのインターンを一年間やるきまりがあって、いきなりメニンガー精神医学校に入ることはできないことになっていた。やむなくインターン募集の病院のいくつかに手紙を出した。そしてニューヨーク州の郊外（Westchester, White Plaim）の近くの郡立病院（その後、この病院を中心とした医学校になった）での超多忙なインターン生となった。“Cable Acceptance Contract Will Follow”という電報がとどいて、これできまったと思ったのだった。）

一九五九年から一九六七年までの八年間のうち、その前半の四年間はまずニューヨーク州の郡立病院で、郡の一年間のインターン、ついで精神科の専門医訓練の一年目を同じ病院でうけて、次ぎの2年目、3年目の訓練は隣のコネティカット州の大きな精神病院とニューヘヴンにあるエール大学附属病院精神科等をうけた。そのあとの四年間の中、初めの2年間は志願のメニンガー病院の中の子ども病院で児童精神医としての訓練（フェロー）をうけ、ついで同じ病院で二年間、常勤医として勤務したのであった。

その当時のアメリカ精神医学はもっぱら精神分析に準拠しており、いつでもどこでも精神分析のセミナー、ケーススタディなどが行われており、否でも応でもその中にどっぷりつかることになっていた。たとえばエール大学では将来、精神科医になろうと思う医学生は卒業するまでに個人の教育分析を終了していることと、論文を少なくとも一遍は書いていなければならないことになっていたほどである。私もその渦にまきこまれそうになったが、でも私はそれにどっぷりつかるわけでもなかった。だが自分自身をよく知り、患者さんの心を理解するには精神分析は欠かせないものだとは思った。カール・メニンガー先生も精神分析は精神科の治療方法としては余りすすめられない。だが患者を人間として理解するのには重要な役割を果すといっておられた。とはいえ、私はアメリカでの八年間で人間として全くもって生まれかわり、本来の私自身をとりもどすことができたと感じられることになったのであった。

話は少しさかのぼるが、精神科医の研修を終えて、さて子どもの精神科専門医の研修をうけるに当って、一つ大きな問題が起った。その当時、アメリカでも子どもの精神科専門医のための訓練システムはまだできたばかりで、ごく限られた所にしか準備されていなかった。それにそれは国が造ったシステムだったからこの訓練をうけられるのは米国籍か、パーマネントビザをもっている者のみを採用していたのであった。これがあって、私はそのどちらでもなかったからこの訓練をうけられない。そのことを私はぐちっていた。それを聞いた私のスーパーヴァイザーの一人で Florence Powdermaker という女性（もとアメリカ陸軍の准将で、ヨーロッパ戦線で例の shell schock で傷ついた将兵たちの集団精神療法を初めて行った人として有名だった）が横を向いたまま「人間本当にやる気があればできないことなどない」といったのである。私はカーッとなったが、まあそうかもしれんと思った。それでまずメニンガー病院に電話した。すると「自分で二年間の生活費をどこから工面できたら受け入れます」という返事。そこで私はいくつかのアメリカの大企業に手紙を書いた。私の事情を説明し、「二年間の生活費を出して下さい。そしたら将来、日本に帰った時に学んだことを日本中に広めますから」などといういい加減なことを書いた。五十位の企業に手紙を送ったが、返事が来たのは一通のみ。それがかのフォード財団だった。「お金は出します。でも六カ月毎にレポートを書いて送って下さい」とあった。一年間に二万ドルだった。一九六三年（昭和三十八年）から二年間で四万ドルだったのだから悪くはないお金だった。ハンバーガーが二十五セント、一ドルでステーキの昼めしが食えた時代だった。

それで私はPowdermaker先生に推薦状を書いてもらった。この写しを当時ニューヨーク市で開業しておられた竹友先生にお見せしたら、先生はびっくりされて「エッ、あのPowdermaker先生がこれを書いてくれたの？」とびっくりされた。Powdermaker先生は終戦直後の日本にやってきて、日本人の心理の特徴を探りに来られたのであった。マッカーサーは『菊と刀』を読んでも納得せず、同じ米陸軍の先輩にその作業を依頼したのだった。これは裏話であって、当時は誰もそれを知らなかったはずである。

私がなぜ子どもの精神科医になろうと思ったのか、そしてまた日本にはもういられないと思って無謀にも医学校を出てすぐにアメリカへ、しかももう日本には戻らないぞという強い気持ちをもつことになったのか――については、あとになって考えてみると、私の個人的な諸問題、ことに私が生れ育った家庭、環境、親との関係などが深く関わっていたのだろうと思う。思えば小学校六年の時、小西先生から満州開拓蒙古少年団の話をきかされ、日本人はアジア全体に責任をもち、国家としての発展、寄与などに関わるべきだと要請された時、私はものすごく真剣に考えこんだのであった。しかし日本を離れたらもう二度と祖国に帰ることはないのだ、といわれて衝撃をうけ、自分はそこまではできないと思ったのだった。戦争中の学校教育や国全体のあり方から考えると、そんな発想がありえたのだろう。しかし私は真剣に考えた末、恐い気持が強かったのを思い出す。

時が流れて、私がアメリカで過した一九五九～一九六七年は、いろんなことがあったにせよ、アメリカの歴史の中でも、もっともよかった時期であったろうと思う。しかしやがてヴェトナム戦争が泥沼化し、アメリカ政府がひどいことをしているというニュースは拡大していった。最近亡くなられたモハメッド・アリ選手がひどい扱いをうけていて、一時世間の人も彼を非難していた。ヴェトナムから帰還した将兵たちがパワーのある武器を使って、街の中で無差別大量殺人を犯す事件が次々と起り、麻薬がアメリカ全土に拡がり、また次々と要人たちが暗殺される事態になっていった。

そして私の長女が四月から小学校に入学する年度となっていたこともあって、私はとても不安になり、一度は忘れていた日本に帰ることを考え始めていた。アメリカでは私はラッキーでいたし、いい体験をしていたので、これは難しい事態であった。改めて私は日本の精神科の状況を考えて不安がつのった。

私はまだ著しく未熟で、もともと無鉄砲な子ども時代をもっていたし、それにまた考えてみると鏡の中に見る自分はどう眺めても日本人だし（自分はアメリカ人のような顔をしているのだという妄想をずっともっていたのだった）、しかしどうがんばってみてもアメリカではもうどうにもならなるぬと結論づけて、八年ぶりに帰国する決心をしたのであった。

アメリカでは仕事の契約は七月に始まって六月に終るので、私は六月末まで拘束されていた。しかし日本の小学校は四月から始まるので、まず家族を一月に帰国させて、六月までは私は勤務していた。年休が余っていたので、実際には五月上旬にアメリカを離れ、それからは三カ月、私はヨーロッパに滞在し、十カ国で二十ほどの子どもの病院を見学してまわった。ロンドンではAnna Freud Centerに一週間いて、彼女に久し振りに会った。彼女は私のことをきちんと憶えていて下さった。ノルウェーやデンマークの病院はまずまずであったが、どこの国の子どもの精神科の病院は、その当時余り感心しなかった。でも夜中過ぎまで議論などをして楽しかった。

私はモスクワから東京への定期便の第一号機（ターボジェット機だった）で羽田に帰国した。一九六七年（昭和四十二年）八月のことで羽田空港はまだ小さかったのを憶えている。帰国してからあと、山程のさまざまな体験をすることになるのだが、それはまた別項にゆずることにしたい。

五、カール・メニンガー先生のことさまざま

小倉　清

私はカンザス州トピカという小さな街にあるメニンガー病院に四年間いた。始めの二年間は子どもの精神科専門医の研修（フェローといった）のためで、あとの二年間は専門の勤務医として働いた。（一九六三年〜一九六七年）

メニンガー病院では先生はDr. Karlとよばれていた。それは何人ものDr. Menningerがいたからであった。Dr. Karlの弟はDr. Will（William）だったし、Dr. Karlの息子さんの一人はDr. Robertだった。Dr. Karlには娘さんがいらして、かなりの高齢になってから養女に迎えた人だった。

私はメニンガー病院に四年いたが、そこでの経験についてはこれまで余り語っていない。日本の精神科臨床とは余りにもかけ離れていて、語ってもしょうがないと思ってきたからである。でもDr. Karl個人についてはいくつかのエピソードがあって、それらについて語ってもいいかと思って、以下に述べようと思う。

①

Dr. Karl は共著を含めると15冊ほどの著作があると思うが、精神医学や精神分析についての専門書は数少ない。精神分析の技法論についての本は岩崎徹也先生による翻訳書がある。一般向けの啓蒙的なものが多い。Dr. Karl は専門用語をひどくきらって、常日頃からそれらを使わない人だった。日常語でしか語らないのである。それはもう固い信念のようなもので、もし neurotic などという言葉をきくと、烈火の如く怒りまくった。毎夏 Anna Frenol や Margaret Mead がやってきてはいくつかのセミナーをやっておられたが、その時にも Anna がひどくどやしつけられて、「neurotic というのもダメなんですかー」といって困惑しておられた。誰かが schigophremia などといった勉強会は中止になるしかなかった。蔭では「今日は Dr. Karl はひどく depressive だったなあー」というのを私はきいたことがあった。

②

Dr. Karl は自分の感情をあるがままに表に出す人だった。そして大体は怒りまくっていた。皆はそれで大変困ったり迷惑していた。

彼は病院の敷地内をよく馬にのって散歩していた。とても大柄な人だったので、馬に乗ると随分高い所から人を見下していた。カウボーイ帽を好んでかぶっていたが、カンザス訛りはなかったと思う。彼は自分が正義の味方でいるつもりだったろうが、その正義なるものはそれぞれの人によって違いはあるのだろうから、そこでいつも問題が起っているようにみえた。でも信念の人ではあったし、場合によってはまるで子どものような表情になって、やさしい面もあった。まあ親ゆずりとでもいえばいいのかもしれない。

Dr. Karl はもちろんハーヴァード大卒の秀才で、それなりのプライドも高かった。父親（Dr. Charles）がいたこの田舎町で親子三人で新しいクリニックを作る時（一九二五年だったと思う）、彼の指導者だった Dr. Sutherland から「子どものことを忘れるな」といわれたそうで、子ども病院を作ることになったのだが、それは戦争が終った頃だったときいている（一九四六年頃か）。そして私は子どもの精神科専門医のフェローとしては第七回生（一九六三〜一九六五年）ときいていたので、この訓練のプログラムがトピカにできたのは一九五六年になる計算だろうか。そうすると子ども病院が建てられて、それから十年位たってから子どもの精神科のフェローの訓練プログラムが出来上ったということになる。私は非常にすぐれた先輩たちによって訓練をうけたことになるわけで、ラッキーという他ない。

③

Dr. Karlは自然を愛する人だった。小川の中のきれいな色や型の小石をひろってきては机の上に並べてあった。大気汚染とか自然破壊、そして原爆のことなど、とても関心が深く、私にもいろいろ質問をした。彼は実に幅広い知識をもっていて、私からの情報などまるで語るに値しないものだった。少し彼には不似合かもしれないが草花には深い関心をもっていた。Dr. Karlのお兄さんは有名な植物学者でフロリダに住んでいて「Fantastic Trees」という本を下さったことがあった。日本人が鯨を食べるのは絶対に許さない、ときびしい意見だった。でもMelvilleの『Morby-Dick』については何も語ることはなかった。

私がたまたま祖父の代からプロテスタントの長老派であることを知って大変喜び、彼のVital Balanceという手にサインをしてくれて、その添書きに「my fellow presbyterian, Dr. Kiyoshi Ogura」と書いてくれた。その時はまだ手はふるえてはいなかった。メニンガー一家の人々は皆さん手がふるえるようだった。

④

訓練の一部として私が非常に重症な入院中の3人の子どもさん（小一男、小三男、小四女）を週三回面接していた。そして三人の指導医から週一回のコメントをうけていた。Dr. Karl はなんの断りもなく、いきなりこのスーパーヴィジョンの場に入りこんできたことが数回あった。ある小三の男の子は、その家族が戦争にいった経験があって、その影響なのか日本軍の残虐行為にふれて私との面接の中で私を責めたことがあった。その報告を私はありのままに指導医に述べていた所へ Dr. Karl がいたのである。Dr. Karl は私の報告をきいて「お前はなかなか正直でいい」とだけいって出ていった。

A指導医は子ども病院の院長をしていて、とても多忙な人だった。それで何回か私との約束を忘れたり、あるいはスーパーヴィジョンに身が入っていない様子をみせた。それで私はある日、「先生は私のことに真剣ではない。これでは私はやってられないから、別の指導医に変えてほしい」といった。それでB先生に代ることになったその初回に、B先生は「それでその時、君はその怒りをどう処理したの？」ときかれたので、私は「コーヒーカップを倒してしまって、A先生の机の上はコーヒーだらけになった」と答えた。するとそこにいた Dr. Karl は大声を出して「そりゃいいねー」

とくり返しいった。別の小一の男の子はまるで幼児のように私にだきつき、私のひざに座って私の髪をクシャクシャにかきまわしたりした。そういう報告を私は指導医に話していたのを書いた。Dr. Karl は大声を出して「お前はこの子を将来、ホモにでもするつもりかぁー、あんなやつらは刑務所にでも入れるのがいいんだ」といったのにはびっくりした。この子はひどい虐待を母親からうけていて入院していたのだった。

⑤

Dr. Karl が定期的に診ていた患者さんがいた。ある日、この患者さんの夫だという人が銃をもって診察室に入ってきて Dr. Karl に銃を向け「お前はいつもオレの妻とよくないことをしているのではないか」とせまったのだという。そこで Dr. Karl は「自分は自分の妻を愛している。だから別の女とよくないことをするわけがないではないか」といったというのだ。するとこの男は簡単に「あそうですか、失礼しました」といって出ていったという。私はこんなバカな話があるもんかと思った。でも Dr. Karl はなんでこんな話を若い医者たちにいうのかなーとも思った。これがその当時の素朴なアメリカ人なのだろうかと思案した。

⑥

もうひとつ別のケース。Dr. Karl はいつも精神科では患者に向って「あーせい、こーせいといってはならぬ」といっていたのに、ある時訓練生一同がガラス窓を通して Dr. Karl の面接を観察していたのだが、Dr. Karl は女性の患者に向って「あなたはもう離婚しなさい」といったのである。それで訓練生一同は、「先生はいつもいっていることとはちがういい方をしましたね」といった。すると Dr. Karl は平気な顔のまま「あの場合はあれでいいんだ」というので皆は呆然としてしまった。

⑦

Dr. Karl は個人分析を二回うけた人だった。私がなぜ二回も受けたんだろうといったら、まわりの人々は「なぜ三回目がないのかという意見もある」といって笑った。

Dr. Karl の二番目の分析医はかの Friela Fromm Reichman であった。そしてある会議の席で二十人位の人々がいたのだが、そこにかの有名な分析医（うんと小柄でふとったユダヤ人らしい人）が急に亡くなったという情報が入ったという。その時は Dr. Karl は手放しのまま声をあげて泣いたという。これは人から聞いた話で真実の程は分らないが、ありうることだろうと私は思った。

⑧

Dr. Karl は段々と年をとってきて、それらしき徴候がみえはじめていた。しかしその頃、第八脳神経に大きな腫瘍ができて、手術をうけたのだ。皆はびっくりした。しかし術後には Dr. Karl は大変におとなしい人に変身したという。もともと耳が遠くてそれもあってあんなに大声でしゃべる人だったのかもと私は思った。もう別人のようにおだやかでやさしい人になったという。これは大分のちに聞いた話である。

⑨

Dr. Karl はとても信心深い人でもあった。聖書が大好きで何冊ももっておられた。大きなものは据え置きで皮製の表紙だった。毎土曜日 Colloquium の時によく聖書の言葉を引用しつつ話をすすめられた。その他いつもポケットに入れている小さいのもあった。何かというと聖書の言葉を引用されるので、余程罪悪感が強い人なのかなと思った。Dr. Karl の母親は幼稚園の先生をしていた人でとてもきびしかったということもきいていた。

⑩

Dr. Karlの最大の魅力は人間を愛していたということであろう。一九三〇年頃からDr. Karlはヨーロッパにいた数多くのユダヤ系の分析家のアメリカ移住を助けてきた。ことにナチスに追われていた人々を危険を冒して移住させるのに成功していた。

Dr. Karlは人世は常に大変なことの連続であって、そこで大切なことは決して希望を捨てないことだという。希望をすてないことがすべてだという考え方は今現在にも通じることであろう。

Dr. Karlはフロイトの例の「終わりのある分析と終わりのなき分析」、という論文を毎年、年末に必ず読むといっておられた。彼の人生そのものも、まるで終わりがないような感じがするように私は思っていたのであった。

あとがき

まず、この本の題についてであるが、「治療者としてのあり方をめぐって」というのは、いかにも大げさに聞こえるかもしれない。治療といってもそれぞれの立場や考え方、実践の方法・技法などがあって、きわめて複雑なものである。そんな複雑な作業にかかわる治療者というのも、人間としてまた実に複雑な存在ではある。だから治療者のあり方をめぐって、実に多くのさまざまな要素がからんでくるのである。

初めは「治療者としての生き方をめぐって」という題が考えられていた。しかし生き方というともっととてつもなく複雑になるだろうし、あまりにも大きすぎるテーマだろうということで、「あり方」に変えたという次第である。

対談の部分では、あり方にしろ生き方にしろ多少のことは語られたのかもしれないが、むしろ研修のあり方をめぐっての話があったように思う。もちろん、そのなかには自然に生き方やあり方の問題もいくらか顔を出したであろう。

なにしろぶっつけ本番の対話で、あらかじめ何も相談はしていなかったので、全くの出たとこ勝負となり、その点、いささか不備なところもあったと思う。けれど土居先生の言葉はいずれにしろ重いものがあって、教えられるところが多いと思う。

横浜精神療法研究会については三人の先生方がそれぞれ感想なり、思い出なりを書いてくださったので、個人的な面にわたるところも多少はあるものの、興味深い読みものになっていると思う。全体として、タイトルが示唆するかもしれないほどの大変な内容のものではないにしても、まずまずお楽しみいただけるかもしれないとひそかに考える次第である。

例によって、多くの方々のお世話のもとにこの研究会は存続してきたし、また、この小冊子の成立にも多くの方々の善意が強く働いていることを申し添えたい。

平成七年十一月一日

小倉　清

新版へのあとがき

この本は二十年よりも前に当時「横浜精神療法研究会」なるものが二十年位つづいていて、その年間行事として毎年どなたかをお招きして開かれていた座談会のようなものの記録である。この会には中井久夫先生、河合隼雄先生、同じく雅雄先生、それから南極観測隊の隊長だった先生などにもお出で願ったりもしたのだった。

土居先生は当時大変お元気でいらしたものだから、あとの懇親会にも出席願って皆さん大いに啓発されたのだった。でこの本はその後絶版になってしまっていて、私自身もうすっかり忘れていたのであった。それが今回、端無くも遠見書房の山内さんがどこかでこの本を発見され、土居先生のお話しがとてもよいものだからなんとかしたい、ということになったのである。そこで私は改めてこれを読み返し、いろいろ思い出してしまって懐かしくもあり、土居先生（二〇〇九年七月五日にお亡くなりになった）の本書に再会してうれしいやら、感謝の気持ちを新たにしたのであった。

この本には河野道子、野間和子、そして川畑友二先生もそれぞれに素晴しい文章をよせられていて、それらにも注目していただきたい気持ちになった。しかし一冊の本にしては、やや量が少ない感じがしたし折角、また改めて出版するには何かをつけ足した方がよいと思ったので、今まで私が余りふれていなかったことに多少ふれることにした。

そしてもうひとつ、Dr. Karl Menninger という人については知る人ぞ知るというか、余りに偉大すぎて個人的なことはほとんど知られてはいないのではないかと思い、幸か不幸かのどちらかよくは分らないが、私は昔の訓練生として、またメニンガーの子ども病院の勤務医であった関係で、誰にも伝えられてはいないであろう事柄にも、あえてふれてみたのである。

エピソードはもっとあるにはあるが、やはり個人情報に属することだし、また Menninger family は御健在であられる限り、自ずと尊重されるべき事柄もあることではあろう。

ともかく、遠見書房の山内さんにははからずも誠にお世話になり、心から感謝申しあげたい。さいごになるが、この本は野間和子先生が企画され、かつすばらしい司会で盛り立てていただいた、討論の部分でも聴衆を盛り上げて下さり、出席のみなさんは、とても満足されたことであったろうと思う。そしてこの本の再刊については、野間先生たちにもご相談をして快諾をえていることを申し添えたい。

平成二十九年八月五日

小倉　清

付録　夏目漱石『硝子戸の中』より（抜粋）

「あとがき」の「あとがき」

最後に漱石の「硝子戸の中」よりその抜粋をここに転載したいと思う。本書の中にも土居先生御自身が「治療的な対応」の好例として、この部分におふれになっておられるのである。実を申せば、土居先生は日常会話の中でも、何かの書き物のの中でも、漱石の言動のいくつかをいろいろな場に引いておられるのである。

漱石ご自身「自分は今の時代の人にではなく、百年後の日本人のために書いているのである」と述べておられる。そして今がその百年後位に相当しているので、ここに漱石の作品のごく一部ではあるが、特に本書の題のことも考慮して、あえて転載したいと思う。

漱石は常に深く悩み、苦しみ、そして真摯に生き抜いた人であったと思う。

また「武士が互いに切り結ぶような心持ちで小説を書きたい」と述べられた。それこそ生命をかけて筆をすすめられたのであった。

だから漱石はこの短篇を書くに当っても、単にこの女性とのやりとりそのままを書くのではなく、自分自身の生き様と向きあいつつ、真実自分の思慮する所と対決しつつ、正直な心をもって書き進められたのであろう。特に一番最後のパラグラフにみられるように「生きること」、「死ぬこと」、「人生を生きる意義」などについても、思う所をそのままに述べておられるのである。

そして百年後の日本人、つまり現代の日本人への深遠なるメッセージとしてそれがあるということを、私たちは深く受けとめるべきではないかと思うのである。（小倉）

＊

六

私はその女に前後四五回会った。

始めて訪《たず》ねられた時私は留守《るす》であった。取次のものが紹介状を持って来るように注意したら、彼女は別にそんなものを貰う所がないといって帰って行ったそうである。

それから一日ほど経《た》って、女は手紙で直接に私の都合を聞き合せに来た。その手紙の封筒から、私は女がつい眼と鼻の間に住んでいる事を知った。私はすぐ返事を書いて面会日を指定してやった。

女は約束の時間を違《たが》えず来た。三《み》つ柏《かしわ》の紋《もん》のついた派出《はで》な色の縮緬《ちりめん》の羽織を着ているのが、一番先に私の眼に映った。女は私の書いたものをたいてい読んでいるらしかった。それで話は多くそちらの方面へばかり延びて行った。しかし自分の著作について初見の人から賛辞《さんじ》ばかり受けているのは、ありがたいようではなはだこそばゆいものである。実をいうと私は辟易《へきえき》した。

一週間おいて女は再び来た。そうして私の作物《さくぶつ》をまた賞《ほ》めてくれた。けれども私の心はむしろそういう話題を避けたがっていた。三度目に来た時、女は何かに感激したものと見えて、袂《たもと》から手帛《ハンケチ》を出して、しきりに涙を拭《ぬぐ》った。そうして私に自分のこれまで経過して来た悲しい歴史を書いてくれないかと頼んだ。しかしその話を聴かない私には何という返事も与えられなかった。私は女に向って、よし書くにしたところで迷惑を感ずる人が出て来はしないかと訊《き》いて見た。女は存外判然《はっきり》した口調で、実名《じつみょう》さえ出さなければ構わないと答えた。それで私はとにかく彼女の経歴を聴《き》くために、とくに時間を拵《こしら》えた。

するとその日になって、女は私に会いたいという別の女の人を連れて来て、例の話はこの次に延ばして貰いたいと云った。私には固《もと》より彼女の違約を責める気はなかった。二人を相手に世間話をして別れた。

彼女が最後に私の書斎に坐《すわ》ったのはその次の日の晩であった。彼女は自分の前に置かれた桐《きり》の手焙《てあぶり》の灰を、真鍮《しんちゅう》の火箸《ひばし》で突ッつきながら、悲しい身の上話を始める前、黙っている私にこう云った。

「この間は昂奮《こうふん》して私の事を書いていただきたいように申し上げましたが、それは止《や》めに致します。ただ先生に聞いていただくだけにしておきますから、どうかそのおつもりで……」

私はそれに対してこう答えた。

「あなたの許諾を得ない以上は、たといどんなに書きたい事柄《ことがら》が出て来てもけっして書く気遣《きづかい》はありませんから御安心なさい」

私が充分な保証を女に与えたので、女はそれではと云って、彼女の七八年前からの経歴を話し始めた。私は黙然《もくねん》として女の顔を見守っていた。しかし女は多く眼を伏せて火鉢《ひばち》の中ばかり眺めていた。そうして綺麗《きれい》な指で、真鍮の火箸を握っては、灰の中へ突き刺した。

時々腑《ふ》に落ちないところが出てくると、私は女に向って短かい質問をかけた。女は単簡《たんかん》にまた私の納得《なっとく》できるように答をした。しかしたいていは自分一人で口を利《き》いていたので、私はむしろ木像のようにじっとしているだけであった。

やがて女の頬は熱《ほて》って赤くなった。白粉《おしろい》をつけていないせいか、その熱った頬の色が著るしく私の眼に着いた。俯向《うつむき》になっているので、たくさんある黒い髪の毛も自然私の注意を惹《ひ》く種になった。

七

女の告白は聴いている私を息苦しくしたくらいに悲痛を極《きわ》めたものであった。彼女は私に向ってこんな質問をかけた。——

「もし先生が小説を御書きになる場合には、その女の始末をどうなさいますか」

私は返答に窮した。

「女の死ぬ方がいいと御思いになりますか、それとも生きているように御書きになりますか」

私はどちらにでも書けると答えて、暗《あん》に女の気色《けしき》をうかがった。女はもっと判然した挨拶《あいさつ》を私から要求するように見えた。私は仕方なしにこう答えた。——

「生きるという事を人間の中心点として考えれば、そのままにしていて差支《さしつかえ》ないでしょう。しかし美くしいものや気高《けだか》いものを一義において人間を評価すれば、問題が違って来るかも知れません」

「先生はどちらを御択《おえら》びになりますか」

私はまた躊躇《ちゅうちょ》した。黙って女のいう事を聞いているよりほかに仕方がなかった。

「私は今持っているこの美しい心持が、時間というもののためにだんだん薄れて行くのが怖《こわ》くってたまらないのです。この記憶が消えてしまって、ただ漫然と魂の抜殻《ぬけがら》のように生きている未来を想像すると、それが苦痛で苦痛で恐ろしくってたまらないのです」

私は女が今広い世間《せかい》の中にたった一人立って、一寸《いっすん》も身動きのできない位置にいる事を知っていた。そうしてそれが私の力でどうする訳にも行かないほどに、せっぱつまった境遇である事も知っていた。私は手のつけようのない人の苦痛を傍観する位置に立たせられてじっとしていた。

私は服薬の時間を計るため、客の前も憚《はば》からず常に袂時計《たもとどけい》を座蒲団《ざぶとん》の傍《わき》に置く癖《くせ》をもっていた。

「もう十一時だから御帰りなさい」と私はしまいに女に云った。女は厭《いや》な顔もせずに立ち上った。私はまた「夜が更《ふ》けたから送って行って上げましょう」と云って、女と共に沓脱《くつぬぎ》に下りた。

その時美くしい月が静かな夜《よ》を残る隈《くま》なく照らしていた。往来へ出ると、ひっそりした土の上にひびく下駄《げた》の音はまるで聞こえなかった。私は懐手《ふところで》をしたまま帽子も被《かぶ》らずに、女の後に跟《つ》いて行った。曲り角の所で女はちょっと会釈《えしゃく》して、「先生に送っていただいてはもったいのうございます」

と云った。「もったいない訳がありません。同じ人間です」と私は答えた。

次の曲り角へ来たとき女は「先生に送っていただくのは光栄でございます」とまた云った。私は「本当に光栄と思いますか」と真面目《まじめ》に尋ねた。女は簡単に「思います」とはっきり答えた。私は「そんなら死なずに生きていらっしゃい」と云った。私は女がこの言葉をどう解釈したか知らない。私はそれから一丁ばかり行って、また宅《うち》の方へ引き返したのである。

むせっぽいような苦しい話を聞かされた私は、その夜かえって人間らしい好い心持を久しぶりに経験した。そうしてそれが尊《たっ》という文芸上の作物《さくぶつ》を読んだあとの気分と同じものだという事に気がついた。有楽座や帝劇へ行って得意になっていた自分の過去の影法師が何となく浅ましく感ぜられた。

八

不愉快に充《み》ちた人生をとぼとぼ辿《たど》りつつある私は、自分のいつか一度到着しなければならない死という境地について常に考えている。そうしてその死というものを生よりは楽なものだとばかり信じている。ある時はそれを人間として達し得る最上至高の状態だと思う事もある。

「死は生よりも尊《たっ》とい」

こういう言葉が近頃では絶えず私の胸を往来《おうらい》するようになった。

しかし現在の私は今までのあたりに生きている。私の父母《ふぼ》、私の祖父母《そふぼ》、私の曾祖父母《そうそふぼ》、それから順次に溯《さかの》ぼって、百年、二百年、乃至《ないし》千年万年の間に馴致《じゅんち》された習慣を、私一代で解脱《げだつ》する事ができないので、私は依然としてこの生に執着しているのである。

だから私の他《ひと》に与える助言《じょごん》はどうしてもこの生の許す範囲内においてしなければすまないように思う。どういう風に生きて行くかという狭い区域のなかでばかり、私は人類の一人《いちにん》として他の人類の一人に向わなければならないと思う。すでに生の中に活動する自分を認め、またその生の中に呼吸する他人を認める以上は、互いの根本義はいかに苦しくてもいかに醜くてもこの生の上に置かれたものと解釈するのが当り前であるから。

「もし生きているのが苦痛なら死んだら好いでしょう」

こうした言葉は、どんなに情《なさけ》なく世を観ずる人の口からも聞き得ないだろう。医者などは安らかな眠に赴《おも》むこうとする病人に、わざと注射の針を立てて、患者の苦痛を一刻でも延ばす工夫を凝《こ》らしている。こんな拷問《ごうもん》に近い所作《しょさ》が、人間の徳義として許されているのを見ても、いかに根強く我々が生の一字に執着《しゅうちゃく》しているかが解る。私はついにその人に死をすすめる事ができなかった。

その人はとても回復の見込みのつかないほど深く自分の胸を傷《きずつ》けられていた。同時にその傷が普通の人の経験にないような美くしい思い出の種となってその人の面《おもて》を輝やかしていた。

彼女はその美くしいものを宝石のごとく大事に永久彼女の胸の奥に抱き締《だし》めていたがった。不幸にして、その美くしいものはとりも直さず彼女を死以上に苦しめる手傷《てきず》そのものであった。二つの物は紙の裏表のごとくとうてい引き離せないのである。

私は彼女に向って、すべてを癒《いや》す「時」の流れに従って下《くだ》れと云った。彼女はもしそうしたらこの大切な記憶がしだいに剥《は》げて行くだろうと嘆いた。

公平な「時」は大事な宝物《たからもの》を彼女の手から奪う代りに、その傷口もしだいに療治してくれるのである。烈《はげ》しい生の歓喜を夢のように暈《ぼか》してしまうと同時に、今の歓喜に伴なう生々《なまなま》しい苦痛も取り除《の》ける手段を怠《おこ》たらないのである。

私は深い恋愛に根ざしている熱烈な記憶を取り上げても、彼女の創口《きずぐち》から滴《したた》る血潮を「時」に拭《ぬぐ》わしめようとした。いくら平凡でも生きて行く方が死ぬよりも私から見た彼女には適当だったからである。

かくして常に生よりも死を尊《たっと》いと信じている私の希望と助言は、ついにこの不愉快に充《み》ちた生というものを超越する事ができなかった。しかも私にはそれが実行上における自分を、凡庸《ぼんよう》な自然主義者として証拠《しょうこ》立てたように見えてならなかった。私は今でも半信半疑の眼でじっと自分の心を眺めている。

本書は『治療者としてのあり方をめぐって』（株式会社チーム医療刊行，一九九五年）を底本とし、字句および訂正追加をしたものです。なお第二部四「アメリカ修行時代」は本書のための書下ろしです。

また夏目漱石の転載は岩波書店版全集を底本としています。

土居健郎（どい・たけお）

1942年、東京大学医学部卒業。1950～52年、メニンガー精神医学校留学。1955～56年、サンフランシスコ精神分析協会留学。1961～63年、アメリカ国立精神衛生研究所に招聘。1957～71年、聖路加国際病院神経科医長。1971～80年、東京大学医学部教授。1980～82年、国際基督教大学教授。1983～85年、国立精神衛生研究所所長。現在、聖路加国際病院診療顧問。主な著書に『精神療法と精神分析』（金子書房）、『精神分析と精神病理』（医学書院）、『方法としての面接』（医学書院）、『「甘え」の構造』（弘文堂）などがある。2009年7月逝去。享年89歳。

小倉　清（おぐら・きよし）

1932年、和歌山県新宮市生まれ。児童精神科医，クリニックおぐら（院長），元日本精神分析協会会長。1958年、慶應義塾大学医学部卒業。1959年～1967年，米国留学。ニューヨーク州グラスランド病院，フェアフィールド州立病院，イエール大学精神科，メニンガークリニックなどで主に児童精神医学を専攻。1967年関東中央病院精神科勤務。1996年クリニックおぐら開設，2014年クリニック移転に伴い，初めての試みとなる，親と子のデイケア「れんと」を開始。

主な著書に『小倉清著作集１～３、別巻１』（岩崎学術出版社）、『子どものこころ』（慶應義塾大学出版会）、『子どものこころを見つめて』（共著，遠見書房）、『こころの本質を見つめて』（共著，遠見書房）

河野通子（こうの・みちこ）　臨床心理士、米国ワシントン州在住（刊行当時は神奈川県立こども医療センター勤務）

川畑友二（かわばた・ゆうじ）　医師、川畑クリニック院長（刊行当時は関東中央病院神経精神科勤務）

野間和子（のま・かずこ）　医師、野間メンタルヘルスクリニック院長。第一部の土居、小倉の対談の司会も野間による。

治療者《ちりょうしゃ》としてのあり方《かた》をめぐって
土居健郎が語る心の臨床家像

2017年10月10日　初刷

著　者　土居健郎《どいたけお》・小倉《おぐら》　清《きよし》
発行人　山内俊介
発行所　遠見書房

〒181-0002 東京都三鷹市牟礼6-24-12
三鷹ナショナルコート004
TEL 050-3735-8185 FAX 050-3488-3894
tomi@tomishobo.com http://tomishobo.com
郵便振替　00120-4-585728

ISBN978-4-86616-036-8 C3011